# CONTRIBUTION A L'ÉTUDE

DE LA

# RACHICOCAINISATION

PAR

Le Docteur J. DERANCOURT

DE LA FACULTÉ DE MÉDECINE DE PARIS

ANCIEN EXTERNE DES HOPITAUX DE PARIS

ANCIEN INTERNE DE L'INFIRMERIE CENTRALE DES PRISONS

PARIS

VIGOT FRÈRES, ÉDITEURS

23, PLACE DE L'ÉCOLE-DE-MÉDECINE, 23

—

1911

CONTRIBUTION A L'ÉTUDE

DE LA

# RACHICOCAINISATION

# CONTRIBUTION A L'ÉTUDE

## DE LA

# RACHICOCAINISATION



PAR

Le Docteur J. **DERANCOURT**

DE LA FACULTÉ DE MÉDECINE DE PARIS
ANCIEN EXTERNE DES HOPITAUX DE PARIS
ANCIEN INTERNE DE L'INFIRMERIE CENTRALE DES PRISONS

PARIS
VIGOT FRÈRES, ÉDITEURS
23, PLACE DE L'ÉCOLE-DE-MÉDECINE, 23

1911

A MES GRANDS-PARENTS

A MES PARENTS

A MON PRÉSIDENT DE THÈSE

MONSIEUR LE PROFESSEUR POZZI

Professeur de Clinique gynécologique à la
Faculté de médecine de Paris.

# AVANT-PROPOS

Aujourd'hui que nos études touchent à leur fin, il nous incombe un devoir qu'il serait inexcusable d'oublier : c'est de remercier tous les maîtres qui, durant nos années d'études médicales, nous ont fait profiter de leur enseignement.

A nos maîtres des hôpitaux pendant notre stage et notre externat,

M. le Dr Barth, médecin des hôpitaux, M. le Professeur Berger, M. le Professeur Landouzy, M. le Professeur Gilbert Ballet, M. le Professeur Bar, M. le Dr Mauclaire, professeur agrégé, chirurgien des hôpitaux, M. le Dr Guibé, chirurgien des hôpitaux.

A MM. les médecins et chirurgiens de l'Infirmerie centrale des Prisons, M. le Dr Thouvenel, M. le Dr Le Filliâtre, M. le Dr Meuvret, M. le Dr Bernard, nous adressons l'assurance de notre bien respectueuse gratitude.

Nous remercions particulièrement M. le Dr Le Filliâtre, chirurgien de l'Infirmerie centrale des Prisons, à qui nous devons le sujet de notre thèse.

A M. le Professeur Pozzi, qui, très aimablement, a bien voulu nous faire l'honneur de présider notre thèse, nous adressons l'expression de notre profond respect.

# CONTRIBUTION A L'ETUDE

DE LA

# RACHICOCAÏNISATION

---

## HISTORIQUE

« L'anesthésie lombaire par la cocaïne est complètement abandonnée. » Cette phrase se retrouve maintenant en tête de tous les articles parus sur la Rachianesthésie : c'est ainsi que nous l'avons rencontrée dans les premières pages d'une thèse parue l'année dernière, et nous nous proposons, en nous inscrivant en faux contre une pareille affirmation, d'apporter simplement en réponse, l'étude de la Rachicocaïnisation à l'Infirmerie centrale des prisons, telle qu'elle y est pratiquée depuis 1901 : nous insisterons particulièrement sur la période novembre 1908-juillet 1911, pendant la durée de notre internat.

L'histoire de la Rachicocaïnisation a déjà été présentée complète jusqu'en 1901 par M. Tuffier dans sa monographie sur l'analgésie chirurgicale par voie rachidienne : nous répéterons donc, pour en résumer les débuts que L. Corning, de New-York (1885), injecte dans le canal rachidien une solution de cocaïne pour obtenir l'anesthésie du segment inférieur du corps ; il propose cette injection comme moyen d'analgésie chirurgicale. Corning injectait sa solution au hasard dans le canal rachidien ; s'appuyant sur les travaux de Weir Mitchell, il regardait la piqûre du filum terminale ou des nerfs de la queue de cheval comme négligeable.

Quincke (1891) prouve l'innocuité de la ponction lombaire. — Fr. Franck (1892) pense que la cocaïne n'altère en rien les nerfs et Sicard (1898) montre que le liquide sous-arachnoïdien s'accommode facilement d'une solution médicamenteuse aseptique.

Bier applique le tout à la chirurgie en avril 1899. La première communication de M. Tuffier remonte à novembre 1899.

L'année 1900 voit en France et à l'étranger l'éclosion de nombreux mémoires sur l'analgésie chirurgicale par injection de cocaïne. Cependant la cocaïne, qui avait eu en 1891 les honneurs d'une discussion à la Société de chirurgie, à la suite d'un cas de mort, rapporté par Berger, les obtint de nouveau en avril 1901 : cette fois, c'est la Rachicocaïnisation qui fait l'objet de la discussion ; beaucoup de chirurgiens y prennent part, mais il importe de dire que la Rachicocaïnisation n'en sort pas définitivement condamnée : l'emploi de la cocaïne en injection sous-arachnoïdienne a donné lieu à certains accidents ; la ponction paraît difficile dans quelques cas : voilà les deux principaux arguments invoqués contre la rachicocaïnisation ; en sa faveur se déclarent déjà certains chirurgiens qui cherchent à apporter des modifications dans la technique, capables de faire disparaître les accidents consécutifs à l'injection.

En juillet 1901, Nélaton et Rochard signale un cas de mort après rachicocaïnisation ; à la fin de la même année, Legueu en signale deux autres : nous en reparlerons dans un chapitre spécial. Depuis cette époque, nous n'en avons plus rencontré dans la presse médicale.

Guinard, en novembre 1901, déclare que l'eau dans la solution injectée est le facteur principal des accidents : il avait déjà prévu le rôle de l'hypertension du liquide céphalo-rachidien dans la genèse des accidents.

Chaput, à la même époque, dépose des conclusions sur les anesthésies élevées ou totales par la Rachicocaïnisation avec des doses faibles.

En 1902, M. Le Filliâtre, s'étant inspiré de la méthode de M. Tuffier, fait paraître sa première statistique de rachicocaïnisations et en 1904, son nouveau procédé, dont il a depuis exposé la technique à différentes reprises, particulièrement au congrès de Buda-Pesth en 1909 et à la Société de l'Internat en 1911.

Dès 1904, en France, la cocaïne cédait le pas à la stovaïne : celle-ci eut elle-même de sérieuses attaques à subir, plus justifiées que celles pour qui la cocaïne fut délaissée ; nous traiterons à un autre chapitre, des accidents de rachistovaïnisation ainsi que des autres anesthésiques succédanés de la cocaïne et préférés à elle.

D'après Chambard (thèse de Paris 1911) la tropacocaïne est actuellement le plus employé des anesthésiques intra-rachidiens.

Enfin, Fisher, dans une thèse inspirée par Pollosson, (juillet 1911) préconise la stovaïne, avec association de scopolamine-morphine, en injection sous-cutanée préalable à la rachianesthésie.

A notre tour, avant d'exposer la technique de M. Le Filliâtre, nous trouvons le moment venu de répéter ce qu'écrivait M. Reclus en 1903, dans son livre sur l'anesthésie localisée par la cocaïne, à propos de la rachicocaïnisation : « *Donc la technique est encore à trouver; mais rien ne dit qu'on ne la trouvera pas et la rachicocaïnisation abandonnée maintenant, peut reparaître un jour, innocente et triomphante à notre horizon.* »

Les observations que nous apportons, les onze années de pratique de M. Le Filliâtre, tant dans sa clientèle privée que dans son service à l'Infirmerie centrale des Prisons, les nombreuses anesthésies faites pendant cette période sans le moindre accident, suffiront à étayer et à confirmer une pareille prophétie.

Nous nous en tenons à ce résumé historique, nous réservant de publier une bibliographie aussi complète que possible.

Avant de terminer ce chapitre, nous croyons utile de dire comment nous avons compris et divisé l'étude de la Rachicocaïnisation : Anatomie. — Technique et incidents de technique. — L'Analgésie. — Réactions concomitantes et consécutives à l'analgésie ; pathogénie et suppression des accidents. — Contre-indications. — Autres modes d'anesthésie et leurs accidents : avantages de la Rachicocaïnisation sur les autres modes. — Statistique et observations. — Bibliographie. — Conclusions.

# ANATOMIE

Avant de retracer la technique de rachicocaïnisation telle que nous l'avons pratiquée avec M. Le Filliâtre à l'Infirmerie centrale des Prisons, nous pensons qu'il est nécessaire de reproduire les remarques anatomiques qu'il a formulées récemment sur la région lombaire et le canal lombo-sacré. C'est en effet une partie importante de la question, et il importe, au moment de faire une ponction lombaire pour rachianalgésie, de ne pas hésiter sur l'espace intervertébral que l'on doit traverser, et de connaître, comme pour toute intervention chirurgicale, l'anatomie descriptive et topographique des différents plans de la région.

Certes, jusque maintenant, aucune règle fixe n'a été établie à propos du lieu de la ponction; il est admis que celle-ci peut être faite en dessous de la deuxième vertèbre lombaire jusqu'à la base du sacrum, pour que la moelle soit évitée. Mais le choix de l'espace intervertébral n'est plus soumis qu'au caprice du chirurgien : cependant ce dernier, pour se décider, doit être guidé par des considérations anatomiques, et, en l'espèce, il est naturel qu'il préfère la voie d'accès facile et la plus large, le champ où il rencontre le moins d'obstacles de par la disposition du cadre osseux et des éléments qui y sont contenus.

Les coupes de la région lombo-sacrée que nous donnons en regard de ce chapitre ont été dessinées sur des sujets mis à la disposition de M. Le Filliâtre par MM. les Drs Marie et Pactet, à l'asile de Villejuif, sont rendues aussi exactement que possible pour tout ce qui concerne la cavité arachnoïdienne, et c'est à l'obligeance de M. Le Filliâtre que nous les devons.

Sur la figure 3, représentant une coupe transversale passant au-dessus de la 5e vertèbre lombaire, nous remarquons un triangle presque équilatéral à base antérieure et à sommet postérieur qui n'est autre que la coupe du canal rachidien à ce niveau. Les bords de ce triangle sont formés par la paroi osseuse du trou vertébral de la 5e lombaire tapissée à ce niveau par la dure-mère (m) doublée elle-même sur sa face interne par l'arachnoïde (a) dont elle n'est séparée seulement sur les faces latérales que par la cinquième paire lombaire (5e Pl), les 1re, 2e, 3e, 4e, 5e paires sacrées et les 1re et 2e paires coccygiennes, et au sommet du triangle par le filum terminale de la moelle (f). Ces nerfs de la queue de cheval sont comme placés les uns derrière les autres d'avant en arrière et de dehors en dedans sur un même plan, et adossés à la dure-mère, contre laquelle ils sont appliqués par l'arachnoïde qui leur forme à chacun une gaîne séreuse propre, sans cependant leur constituer un véritable meso leur permettant une mobilité quelconque dans cet espace arachnoïdien.

Au niveau du filum terminale, l'arachnoïde, après

s'être séparée de la dure-mère, se comporte vis-à-vis de celui-ci de la même façon qu'au niveau des paires ra-

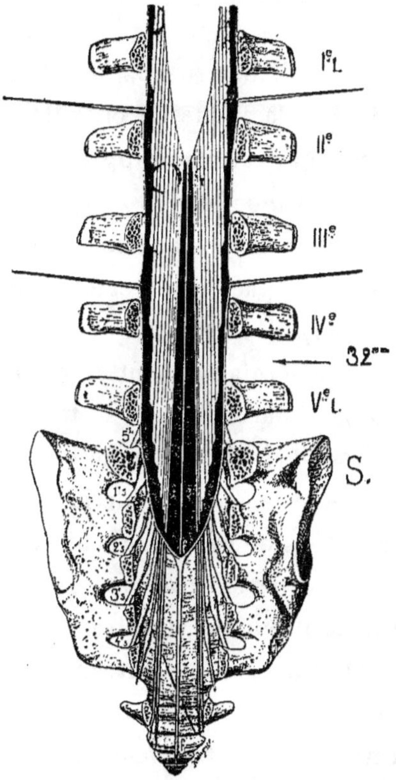


Fig. 1. — Coupe transversale passant entre les apophyses transverses ou costiformes et les apophyses articulaires supérieures des vertèbres lombaires de façon à trancher le pédicule à ce niveau et permettant d'enlever les apophyses épineuses avec les lames et les apophyses articulaires et tranchant la paroi postérieure du canal sacré de façon à mettre à jour le canal et les trous sacrés antérieurs ; sur cette planche la dure-mère seule a été incisée au ras de la coupe et l'on a respecté la partie de la paroi postérieure du canal arachnoïdien constituée à ce niveau par l'arachnoïde accolée au filum terminale *f.* et aux nerfs de la queue de cheval ; tous ces éléments sont, en un mot, représentés comme projetés sur la face antérieure du canal arachnoïdien — *s.* sacrum. — Ire L. IIe, IIIe, IVe, Ve L. Vertèbres lombaires. — *f.* Filum terminale.

chidiennes. Cette disposition de l'arachnoïde vis-à-vis des nerfs de la queue de cheval est une constante depuis le troisième espace lombaire jusqu'à l'extrémité du cône dural.

Au-dessus du troisième espace, l'arachnoïde forme à chacun des nerfs de la queue de cheval un meso d'autant plus marqué que l'on se rapproche davantage de la terminaison de la moelle.

Nous voyons en somme facilement maintenant que depuis le troisième espace intervertébral jusqu'au sommet du cône dural, il existe, à quelque niveau qu'on l'envisage, un espace relativement assez vaste de forme triangulaire dont la paroi interne se trouve formée par les méninges, les nerfs de la queue de cheval et le filum terminale ; cet espace, véritable lac, est rempli normalement par du liquide céphalo-rachidien : son diamètre, au niveau de sa paroi antérieure, est constant jusqu'au milieu de la première vertèbre sacrée (32 mm. en moyenne, fig. 1), son diamètre antéro-postérieur (fig. 2) varie suivant la hauteur : il est de 11 millimètres en moyenne au niveau de la troisième vertèbre lombaire, de 15 millimètres au niveau de la quatrième, et de 17 à 18 millimètres au niveau de la cinquième vertèbre lombaire. Ces moyennes, sensiblement les mêmes chez tous les sujets adultes, ont été prises sur sept sujets.

Dans le sens vertical, ce lac (fig. 2) part du premier espace lombaire pour s'arrêter à peu près à hauteur de l'union des deuxième et troisième vertèbres sacrées ; au sujet de sa limite inférieure, nous n'avons jamais rencontré l'anomalie décrite par Cathelin, anomalie dans laquelle le cône dural se terminait au niveau de l'articulation sacro-lombaire, et dans le grand nombre de

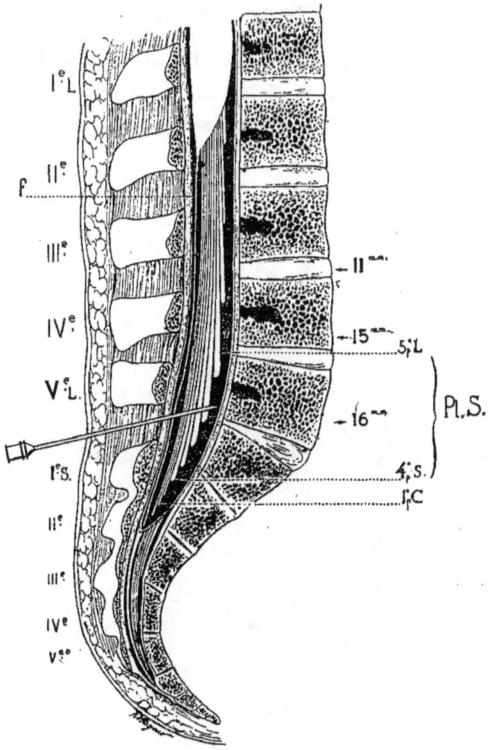


FIG. 2. — Coupe antéro-postérieure de la région lombo-sacrée, parallèle presque tangente aux faces latérales droites des apophyses épineuses. — Iᵉ L. IIᵉ, IIIᵉ IVᵉ, Vᵉ L. Vertèbres lombaires. — Iᵉ s, IIᵉ, IIIᵉ IVᵉ, Vᵉ s. Vertèbres sacrées. — 5ᵉ *pL.* 5ᵉ paire lombaire. — 4ᵉ *pS.* — 4ᵉ paire sacrée. — 1ᵉ *pC.* 1ᵉ paire coccygienne. — *Pl. S* Plexus sacré. — *f.* Filum terminale. — 11, 15. 16 : Diamètres antéro-post. de cavité arachnoïdienne au niveau des 3ᵉ, 4ᵉ, 5ᵉ espaces.

rachicocaïnisations que nous avons pu pratiquer jusqu'à ce jour, nous avons toujours pu, et avec succès, faire la ponction au niveau de l'espace lombo-sacré.

Les nerfs de la queue de cheval au niveau de ce lac traversent successivement la dure-mère pour aller former les plexus lombaires, sacré et sacro-coccygien. Aussi, au fur et à mesure que nous descendons, les parois postéro-latérales de ce lac (fig. 2) présentent des nerfs de la queue de cheval de moins en moins nombreux. Sur la figure 2 comme sur la figure 3, nous

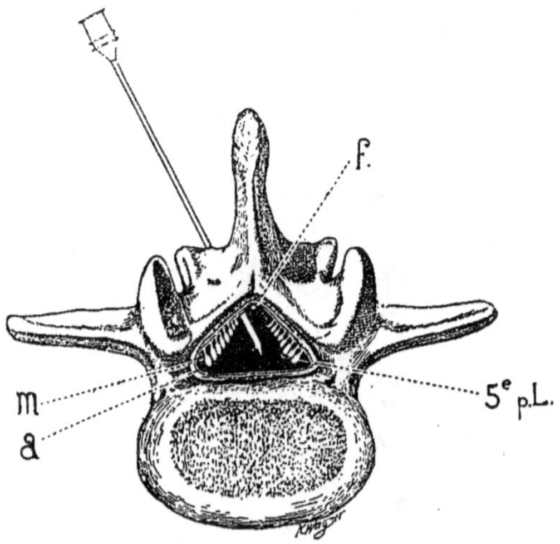


Fig. 3. — Coupe transversale passant au-dessus de la Ve vertèbre lombaire. — a. arachnoïde. — m. Dure-mère. — f. Filum terminale. — 5e pL. 5e paire lombaire.

voyons en effet qu'au niveau du quatrième espace, en inclinant un peu plus son aiguille dans le sens transversal, on peut facilement arriver à toucher la cinquième paire lombaire du côté opposé (première branche du plexus sacré), ce que le malade accuse aussitôt par une douleur dans le membre du côté opposé, suivie du cri classique : « Oh ! ma jambe ! ». Dans le cinquième espace au contraire, la cinquième paire lombaire n'existe plus et les autres branches du plexus sacré sont déjà suffisamment latérales et postérieures pour qu'il nous soit impossible de les toucher même en inclinant fortement notre aiguille au dehors. Remarquons encore ici qu'en faisant la ponction non pas sur la ligne médiane dans le sens postéro-antérieur, mais suivant une inclinaison de 35° à 40° en dehors de ce plan, passant à un bon travers de doigt de la ligne médiane, il nous sera impossible également de léser le filum terminale de la moelle. Enfin sur toute l'étendue du lac lombaire il n'existe plus de cloisonnement conjonctif, les prolongements conjonctifs antérieurs et postérieurs et les ligaments dentelés qui reliaient la surface de la moelle à la dure-mère n'existant plus depuis la deuxième vertèbre lombaire.

Si au niveau de la cinquième vertèbre lombaire (fig. 2), le lac formé par l'arachnoïde nous présente son maximum de développement, nous voyons également sur le squelette que l'espace lombo-sacré (fig. 4) nous présente un champ opératoire beaucoup plus large que celui des troisième et quatrième espaces lombaires intervertébraux. L'espace lombo-sacré présente en effet entre ces deux articulations sacro-lombaires un diamètre de 36 à 38 millimètres, tandis qu'au niveau du quatrième espace le diamètre transverse pris entre les apophyses articulaires inférieures de la quatrième vertèbre lombaire ne présente que 28 millimètres, c'est-à-dire 1 centimètre en moins, et que le diamètre transverse du troisième espace n'est que de 26 à 27 millimètres. Dans le sens vertical, l'espace lombo-sacré est encore bien plus étendu que les deux espaces supérieurs et cela d'autant plus que non seulement il n'existe pas sur le sacrum d'apophyses épineuses du volume des apophyses épineuses lombaires, mais qu'au contraire le bord inférieur de cet

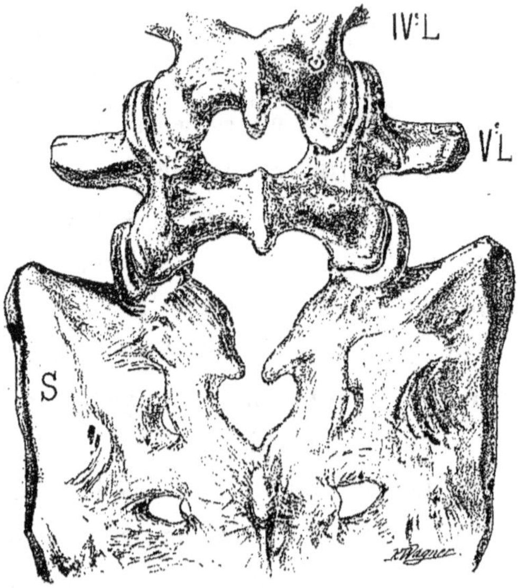


FIG. 4. — Cette figure représente les deux dernières vertèbres lombaires, les trois premières vertèbres sacrées, le quatrième espace lombaire et l'espace lombo-sacré qui sur cette figure se continue avec le premier espace sacré (anomalie encore fréquente). — IVᵉ *L.* Vᵉ *L.*, quatrième et cinquième vertèbre lombaire. — *s.* Sacrum.

espace au lieu d'être très légèrement convexe comme dans les espaces supérieurs, se trouve au contraire fortement concave, presque en forme de V, terminé à son sommet par un tubercule à peine marqué. Quelquefois, ce tubercule, bifide comme sur le dessin 4, fait alors communiquer l'espace lombo-sacré avec le premier espace sacré quand ce dernier existe. En outre, nous devrons encore faire observer pour ceux qui pratiquent à tort la ponction sur la ligne médiane que l'espace qui sépare la quatrième apophyse épineuse de la cinquième apophyse épineuse lombaire est de 2 fois 1/2 à 3 fois moins grand que l'espace qui sépare le cinquième apophyse épineuse du bord supérieur et postérieur du canal sacré.

*Lieu d'élection de la ponction lombaire et repérage de l'espace lombo-sacré.* — Pour toutes ces considérations, nous avons choisi comme lieu d'élection pour la ponction lombaire l'espace lombo-sacré :

1° Parce que, à son niveau, le lac formé par l'arachnoïde présente son maximum d'étendue dans le sens postéro-antérieur : 18 millimètres environ;

2° Parce que, à son niveau, nous ne risquons pas de léser la première branche du plexus sacré, c'est-à-dire la cinquième paire lombaire;

3° Parce que, à son niveau, si nous plaçons une canule à drainage, nous ne risquons pas de léser les nerfs de la queue de cheval avec l'extrémité de la canule ou du trocart;

4° Parce que, à son niveau, la ponction est beaucoup plus facile, le champ opératoire étant plus étendu et dans le sens transversal et dans le sens vertical.

Nous comprenons maintenant que cet espace arachnoïdien lombaire envisagé suivant les classiques comme rempli par les nerfs de la queue de cheval avec le filum terminale au centre, ne renferme pas d'éléments nerveux flottants dans sa cavité proprement dite, mais simplement sur ses parois postéro-latérales et que les nerfs mobiles dont parle M. Tuffier dans sa technique de rachicocaïnisation ne sauraient exister. Cet espace n'est anatomiquement rempli au centre que par du liquide céphalo-rachidien : c'est un véritable lac que M. Le Filliatre propose d'appeler *lac arachnoïdien lombaire.*

De ces considérations anatomiques, nous déduisons que la ponction se fera latéralement dans l'espace lombo-sacré ; nous sommes, d'ailleurs, au point de vue de la ponction pratiquée latéralement, du même avis que M. Ravaut, qui écrit dans sa monographie sur la rachicentèse : « La ponction latérale est la plus usitée, car elle laisse plus de liberté d'action, alors que dans la ponction médiane, si le malade ne courbe pas suffisamment sa colonne vertébrale, l'aiguille est enserrée entre les apophyses épineuses et leurs ligaments. »

Saïssi, dans sa technique de la ponction lombaire (*Monde médical* du 5 octobre 1909) dit également : « Dans le procédé médian, l'aiguille passe entre deux apophyses épineuses ; dans le procédé latéral, elle passe entre deux lames. Cette dernière voie plus large nous paraît préférable. »

Reste la question du repérage. L'espace sacro-lombaire, le plus grand de tous les espaces, choisi par Sicard comme espace de choix pour ses mises à nu du sac lombaire, recommandé par Chipault, ne nous paraît pas d'une détermination délicate ou vague. Le malade étant assis, le dos arrondi, les mains reposant sur les cuisses à l'union du tiers antérieur avec les deux tiers postérieurs, les pouces en dedans, il suffit, pour repérer l'apophyse épineuse de la cinquième lombaire, de déterminer l'apophyse épineuse de la quatrième qui se trouve située au point de rencontre de la ligne épineuse et d'une ligne transversale réunissant les sommets des deux crêtes iliaques. Cette apophyse trouvée et repérée de l'index de la main gauche, le pouce de la même main rencontrera facilement au-dessous l'apophyse épineuse de la cinquième lombaire.

La ponction pourra être ainsi pratiquée à un centimètre et demi ou deux centimètres environ à droite, en bas et en dehors de la 5e apophyse lombaire, l'aiguille inclinée de bas en haut, dirigée en dedans dans le plan de la bissectrice de l'angle dièdre fourni par le plan passant par l'apophyse épineuse et celui passant par l'apophyse transverse.

Rappelons que les plans anatomiques que traversera successivement l'aiguille pour pénétrer dans le lac arachnoïdien sont : la peau, le tissu cellulaire sous-cutané, l'aponévrose lombaire, les muscles de la masse sacro-lombaire, l'espace inter-lamellaire occupé par le ligament jaune, le plexus veineux péri-dure-mérien, la dure-mère.

La profondeur totale de ces plans est d'une variabilité telle que jamais on ne devra, de la distance à laquelle a pénétré l'aiguille, tirer un renseignement sur la situation de la pointe : elle varie selon l'âge, les sexes, le degré d'embonpoint, le degré d'infiltration des tissus, la direction de la colonne vertébrale lombaire ; on peut cependant retenir les moyennes approximatives de 5 à 7 centimètres chez l'adulte, de 2 à 4 centimètres chez l'enfant.

En pratique, la traversée des plans se réduit à quatre étapes : l'étape tégumentaire, l'étape musculo-aponévrotique, l'étape ligamentaire, l'étape dure-mérienne.

## TECHNIQUE

Maintenant que nous connaissons le lieu d'élection pour la ponction précédant l'injection de cocaïne, nous pouvons étudier les différents temps de la cocaïnisation lombaire.

Le matériel comprend les objets suivants qu'il est bon d'avoir en double :

1° Aiguille en platine de 12 centimètres de longueur et de 1 millimètre de diamètre, à biseau court, munie d'un mandrin filiforme, pour la ponction ;

2° Aiguille plus courte pour charger la seringue ;

3° Seringue en verre bien calibrée, avec une graduation visible, d'une capacité variant de 2 à 5 centimètres cubes ;

4° Éprouvette graduée de 30 centimètres cubes, pour recueillir le liquide céphalo-rachidien ;

5° Solution fraîche de cocaïne au cinquantième, stérilisée entre 120° et 130°, sous ampoules fermées pendant une demi-heure (sans décomposition de la cocaïne) ;

6° Ampoules de caféine, de spartéine, de strychnine.

Tout ce matériel doit être stérilisé et manié avec des mains propres, toujours de la même façon, pour que les chances d'infection opératoire soient éliminées une fois pour toutes.

La technique opératoire proprement dite est la suivante : le malade, purgé la veille et ayant pris le matin du jour de l'opération une tasse de café, est assis soit sur une table d'opération, soit sur une chaise, ou couché sur le côté, si son état l'exige.

Après lavage et savonnage de la région sacro-lombaire, et après avoir frictionné cette région avec des compresses stérilisées, imbibées tour à tour d'une solution d'oxy-cyanure de mercure de 1/2000, d'alcool et d'éther, on s'assure que le malade est dans la position voulue pour la ponction.

*Si le malade est assis*, on lui demande d'arrondir le dos, les mains reposant sur les cuisses à l'union du tiers antérieur avec les deux tiers postérieurs, les pouces en dedans : dans cette position, l'espace sacro-lombaire sera facilement repéré.

*Si le malade est couché*, un bon moyen pour lui faire arrondir le dos est de lui passer une serviette assez longue sous les jarrets, de venir prendre le cou avec les deux chefs et de nouer sous la nuque.

Pendant que l'aide nettoie la région lombaire du malade, l'opérateur fait le contrôle de l'aiguille et de la seringue et charge de suite la seringue de la quantité de cocaïne à injecter ; il prépare en même temps la seringue contenant la strychnine et la spartéine : cette dernière injection est d'ailleurs faite à chaque malade avant l'anesthésie et l'intervention, qu'il soit chloroformisé ou rachicocaïnisé.

L'opérateur se place ensuite à gauche du malade : la position à gauche nous a constamment paru plus commode, en raison de la liberté qu'elle laisse à la main droite chargée de pousser l'aiguille, puis l'injection.

Un aide repère le faîte des deux crètes iliaques, et sur la ligne imaginaire qui les réunit horizontalement, le chirurgien, de son index gauche, marque l'apophyse épineuse rencontrée, celle de la quatrième lombaire : l'index gauche apprécie la hauteur du bord postérieur de cette apophyse et en marque l'extrémité inférieure.

A ce moment, le malade accentue la position qu'on lui a donnée en faisant le gros dos : ce mouvement a pour effet de produire entre les lames vertébrales de la vertèbre repérée et de la vertèbre sous-jacente un écartement de 1 centimètre et demi environ.

L'apophyse de la 4e lombaire repérée de l'index de la main gauche, le pouce rencontrera facilement au-dessous l'apophyse épineuse de la 5e vertèbre lombaire.

*Pour ponctionner*, piquer à 2 centimètres environ à droite, en bas et en dehors de la 5e apophyse en tenant l'aiguille presque horizontale et inclinée de 45° environ sur le plan vertical antéro-postérieur.

On ponctionne après avoir prévenu le malade qu'il va sentir une petite piqûre, mais qu'il ne doit pas bouger : grâce à cet avertissement, l'opéré ne se redresse pas sous l'influence de la piqûre et n'expose pas l'opérateur aux fausses routes qui rendent impossible la pénétration de l'aiguille à travers l'espace interlamellaire rétréci ; il est inutile d'insensibiliser au préalable les parties molles lombaires à l'aide de chlorure d'éthyle ou d'injections intradermiques de cocaïne.

Insistons sur ce point, qu'il faut pìquer franchement jusqu'à la partie postérieure du corps de la dernière vertèbre lombaire ou mieux du disque intervertébral sousjacent, pour être sûr, en retirant ensuite légèrement l'aiguille vers soi, de rester dans le lac arachnoïdien.

Dès que l'aiguille a pénétré dans ce lac, un liquide clair comme de l'eau de roche, rarement rosé dans les premières gouttes, s'écoule soit en bavant, soit par gouttes qui se succèdent vite, moins souvent en un petit jet aussitôt suivi d'une baisse de tension ; à partir du moment où le liquide paraît, il faut recommander au malade de respirer régulièrement, lentement et profondément.

*Pour la détermination de la quantité de liquide à retirer*, nous nous conformons à la règle suivante : pour un malade chez lequel le liquide s'écoule goutte à goutte, nous retirons 10 centimètres cubes avant de pousser l'injection : pour les malades où le liquide s'écoulera en jet, nous attendons que le liquide tombe goutte à goutte avant de retirer la quantité constante de 10 centimètres cubes, et si nous voulons obtenir l'analgésie de la partie supérieure de l'individu, sûrement du cou et du tronc, nous retirons encore 5 centimètres cubes en plus, en nous rappelant toutefois qu'il est suffisant d'évacuer 30 centimètres cubes en tout : lorsque la tension du liquide est très faible ou presque nulle, nous en retirons toujours au moins 6 centimètres cubes.

Après cette évacuation de liquide céphalo-rachidien, nous injectons de 1 centimètre cube et demi à 3 centimètres cubes de notre solution fraîche de cocaïne, soit de 3 à 6 centigrammes de cocaïne, suivant que l'opération porte sur les régions sous ou sus-pubiennes.

L'injection poussée lentement, nous retirons brusquement l'aiguille et nous appliquons une compresse stérilisée avec un peu de collodion sur le point de la ponction : nous renversons aussitôt le malade s'il est assis, à cause des légers troubles cérébraux causés dans la position assise par l'abaissement brusque de la tension du liquide céphalo-rachidien. Il est prudent de renverser le malade progressivement, en le plaçant successivement sur un plan de moins en moins incliné, qu'il sera facile de confectionner avec des oreillers ou des draps roulés.

Après un laps de temps qui dans nos observations ne dépasse pas dix minutes, et pendant lequel on procède aux préparatifs de l'opération, à l'asepsie du champ opératoire, et aux injections de strychnine et de spartéine, le patient présentera des picotements, des fourmillements, de l'engourdissement dans les pieds, puis dans les jambes une sensation de lourdeur : quelquefois, le malade accuse un léger malaise caractérisé par des nausées et de l'anxiété respiratoire : ce petit « orage » dure généralement peu, et la respiration conseillée régulière, rétablit bientôt l'équilibre.

A partir de ce moment un aide restera toujours à la tête du malade, maintenant devant elle jusqu'à la fin de l'intervention, une serviette le séparant du champ opératoire et l'empêchant de voir ce qui se passe autour de lui : ainsi, *le malade n'assiste pas à son opération* : l'aide lui tamponne la face avec une compresse imbibée d'eau fraîche et pendant toute l'intervention, ne devra pas oublier d'engager le malade à respirer toujours régulièrement.

Après l'intervention, il est nécessaire de laisser toujours le malade deux ou trois jours au lit : aussitôt l'opération terminée, il y aura lieu de continuer à surveiller le malade pendant la journée, en ce qui concerne les boules d'eau chaude dont on entoure les opérés et qui chez eux, peuvent provoquer des brûlures graves, si l'on a soin d'y prendre garde.

Le soir même, il est possible d'alimenter légèrement les malades rachicocaïnisés si l'intervention pratiquée le permet.

*Incidents de Technique.* — Aussi importants à connaître que la bonne technique sont les incidents, et parce qu'ils sont fréquents pour ceux qui débutent dans la méthode et parce qu'ils doivent être considérés comme toujours possibles pour ceux qui sont plus avancés en expérience.

Quelques-uns et les plus nombreux sont le résultat d'une technique défectueuse ; d'autres, plus rares, se produisent malgré l'excellence de la technique, mais s'ils ne peuvent être prévus, ils peuvent au moins être utilement corrigés : c'est seulement pour ceux qui connaissent ces incidents que la cocaïnisation lombaire devient une méthode sûre d'une réussite constante ; nous les étudierons selon les diverses étapes de la technique.

D'abord, si l'on prend le 4e espace au lieu du 5e, la pénétration de l'aiguille est arrêtée par un obstacle osseux : on doit, en effet, au début et même dans les cas apparemment les plus favorables, chez les sujets maigres et dociles, s'attendre à ne pas pénétrer du premier coup dans les espaces sous-arachnoïdiens. La faute de technique de beaucoup la plus ordinaire consiste en un arrêt de la pointe de l'aiguille par l'une des lames lombaires limitant l'espace de passage : l'opérateur éprouve nettement la sensation de résistance osseuse, tout autre que celle fournie par le ligament jaune : il a beau insister, chercher à contourner l'obstacle ; s'il ne retire l'aiguille, celle-ci se tord pendant que le malade s'impatiente et souffre.

L'indocilité du malade s'ajoute parfois à l'inexpérience, comme cause fréquente de cet ennui et toutes les raisons sont à ce moment contre l'opérateur pour lui interdire la réussite de sa ponction.

Ou bien les points de repère n'ont pas été déterminés avec une précision suffisante : ou bien dès la piqûre de la peau, le malade a fait un retrait rapide de son gros dos et l'opérateur, au lieu de le laisser reprendre la bonne position, a continué à pousser l'aiguille, le champ opératoire étant changé ; ou bien l'obliquité trop grande en haut et en dedans donnée à l'aiguille, cause l'arrivée de celle-ci sur la lame supérieure. *Tous ces inconvénients disparaissent si on a eu soin de ponctionner dans l'espace sacrolombaire le malade conservant la position donnée.*

Il faut donc faire des réserves, s'attendre à des tâtonnements multiples, et même mieux s'abstenir quand il s'agit de sujets très nerveux qui se dérobent à la moindre exploration de leur colonne lombaire, ou de sujets obèses ou œdémateux chez qui la difficulté de déterminer des points de repère exacts, se double d'un très long chemin à parcourir.

Il faudra aussi faire des réserves quand il s'agira de cyphotiques dorsaux inférieurs, des scoliotiques ; il faudra toujours s'abstenir quand il s'agira de pottiques lombaires. Enfin, l'ossification des ligaments jaunes, fréquente surtout chez les vieillards, suffira pour mettre échec à la ponction : pour ce cas où la ponction est plus difficile, il sera cependant possible de la pratiquer avec un trocart à drainage lombaire.

Indépendamment des cas anormaux, la conduite à tenir dès qu'on aura perçu le contact osseux sera toujours la même. Sans essayer de contourner la lame, on retirera l'aiguille vers soi de façon à ne recommencer que l'étape musculaire, et en lui donnant une obliquité moindre ; rarement on sera obligé de retirer complètement l'aiguille pour recommencer à travers un autre espace lombaire.

Dans un deuxième cas, l'aiguille n'a pas eu de contact osseux, la pénétration paraît bonne et suffisante, et cependant le liquide céphalo-rachidien ne s'écoule pas. Si la pénération de l'aiguille qui paraît bonne et suffisante, est réellement bonne, le non-écoulement du liquide céphalo-rachidien ne peut tenir qu'à une obturation de l'aiguille ; cette obturation est faite ou par un petit bourrelet graisseux ou, pour ainsi dire toujours, par un peu de sang recueilli dans la traversée musculaire.

La désobstruction, l'aiguille restant en place, sera assurée par le passage d'un mandrin en crin de florence à peine plus long que l'aiguille : à aucun prix, il ne faut injecter d'anesthésique si le liquide céphalo-rachidien n'a pas coulé franchement.

Un troisième cas peut se présenter : l'aiguille n'a pas eu de contact osseux : la pénétration paraît bonne et suffisante, mais il s'écoule du sang plus ou moins pur. Ici comme précédemment, après que l'aiguille a traduit le ressaut du ligament jaune, le liquide céphalo-rachidien ne s'écoule pas ; on attend quelques secondes et une goutte de sang pur apparaît : quelquefois, cette goutte est suivie de liquide de plus en plus rosé, puis du liquide céphalo-rachidien très clair : ce dernier, par sa seule tension, a pu désobstruer l'aiguille de quelques gouttes de sang. Si du sang pur continue à venir, la pointe de l'aiguille s'est, selon toutes probabilités, arrêtée dans la partie antérieure du plexus veineux péridu-remérien. En retirant en arrière l'aiguille et son mandrin, on obtiendra immédiatement l'écoulement, la pointe se trouvant désormais dans le lac arachnoïdien.

Encore une fois, on ne se laissera jamais tenter par le désir d'une injection, sans évaluation préalable de liquide céphalo-rachidien, qui mènerait certainement à des accidents et à un échec.

Enfin la pénétration peut être bonne, l'évacuation se passer normalement, l'injection de cocaïne réussir et cependant les résultats sont nuls ou insuffisants. On pouvait dire dans les débuts de la méthode que la faute devait tenir à une mauvaise instrumentation ou à la qualité défectueuse de la solution de cocaïne employée. Il est certain que le nombre des échecs diminue avec l'expérience des opérateurs, mais nous sommes en droit de répéter que la cocaïne en ampoules fermées n'est pas décomposée par son passage à l'autoclave et que les résultats obtenus jusqu'ici par l'emploi des solutions au 1/50 de cocaïne stérilisée pendant une demi-heure à 120° nous permettent d'affirmer que nous n'avons jamais eu d'analgésie assez insuffisante pour qu'elle soit complétée par l'emploi d'un autre anesthésique.

Nous nous en tenons à la règle suivante : se servir de solution fraîchement préparée, sans cependant douter qu'une ampoule datant de un ou même plusieurs mois ne puisse produire l'analgésie suffisante à l'intervention : toutefois il est reconnu que les anesthésies insuffisantes se rencontrent plus souvent avec les solutions préparées de longue date.

Nous ne savons pas encore ce que peuvent être les malades réfractaires à l'anesthésie lombaire ; nous avons eu souvent, pour reprendre l'expression de Chambard « des névropathes effrayés dont le cerveau excité guettait la moindre sensation pour en faire une douleur, ou de ces dégénérés alcooliques, à l'intelligence rudimentaire, aux réactions impulsives et violentes ». L'analgésie n'a jamais échoué chez eux.

Nous ne nous arrêtons pas sur les incidents provoqués par les fautes d'asepsie. Ils ne doivent pas exister, après les conseils que nous avons donnés au début de l'exposé de notre technique : *aucun détail de celle-ci ne supporte la médiocrité ou l'à peu près.*

En résumé, la technique de la rachicocaïnisation est simple : quoiqu'il faille encore beaucoup d'expérience et de prudence pour savoir donner convenablement du chloroforme à un malade, la technique de l'anesthésie lombaire paraît cependant un peu plus compliquée que celle de l'anesthésie générale par inhalation.

Enfin, au sujet de l'analgésie par rachicocaïne pour une hystérectomie abdominale faite par M. Le Filliâtre, nous citerons l'opinion de M. Lucas Championnière, alors qu'il venait d'en constater les bons résultats : « C'est bien, mais c'est toute une éducation à refaire. »

# L'ANALGÉSIE

Maintenant que nous avons développé notre technique de rachi-cocaïnisation et que nous avons insisté sur les différentes difficultés qui peuvent se présenter à chaque étape, nous pouvons suivre ce mode d'analgésie dans ses divers caractères physiologiques.

*Mode de développement.* — Le malade ayant, dès la fin de l'injection, pris progressivement la position couchée, accuse aux pieds, aux jambes, des fourmillements prémonitoires de l'analgésie.

D'une façon générale, l'analgésie cocaïnique évolue de la périphérie des membres inférieurs vers leur racine pour ensuite s'étendre au tronc. Elle commence toujours par les pieds, puis progresse symétriquement, précédé d'une zone de diminution de la sensibilité ; bien moins souvent, elle diffuse avec moins de régularité, atteignant la région sous-ombilicale du tronc avant d'avoir gagné la racine des membres.

*Mode d'apparition.* — C'est d'habitude après un laps de temps qui varie entre quatre et huit minutes que les résultats de l'injection commencent à se manifester : progressivement la sensibilité à la douleur disparaît tandis que persiste la sensibilité au contact. Dans presque toutes nos observations, l'acte opératoire a commencé vers la dixième minute. Il ne faut d'ailleurs donner à ces chiffres qu'une valeur relative; en pratique et pour chaque cas particulier un aide suivra attentivement les moments de l'analgésie.

Quels facteurs paraissent faire varier le moment d'apparition de l'analgésie? Celle-ci ne nous a paru se constituer plus vite chez les jeunes sujets que chez les autres : les malades que nous avons particulièrement étudiés avaient un âge variant entre 17 et 55 ans.

La dose de cocaïne injectée ne nous a pas non plus expliqué les différentes variétés se rencontrant parfois dans le moment d'apparition de l'analgésie.

*Zone de l'analgésie.* — La hauteur de l'analgésie est actuellement très discutée et Chambard, Fisher, dans leur thèse, déclarent qu'elle peut être jusqu'à un certain point réglée par l'opérateur, et dépend :

De la hauteur de la ponction ;

De la dose injectée ;

De la quantité de liquide céphalo-rachidien employée pour diluer l'anesthésique.

De la position donnée au malade après l'injection.

Or, avec la méthode de M. Le Filliâtre, on peut affirmer que constamment, la cocaïnisation, correctement faite aux doses chirurgicales, variant entre 1 centimètre cube et demi et 3 centimètres cubes de la solution de cocaïne au 1/50, donne une analgésie qui n'intéresse pas seulement la portion sous-ombilicale du tronc et les membres inférieurs, mais encore la portion sus-ombilicale, les membres supérieurs, ainsi que le confirment les observations de détenus opérés pour adénite axillaire, et au cours de cette dernière année, les observations d'amputation du bras, d'intervention sur la main et le plexus brachial.

Cette analgésie ne se réduit pas à une diminution de la sensibilité : elle apparaît régulièrement et se conserve jusqu'à la fin de l'intervention : nombreuses sont les fois où nous avons trouvé, l'opération terminée, la sensibilité cornéenne abolie.

D'autre part, M. Le Filliâtre fait toujours son injection dans l'espace sacro-lombaire : il retire toujours au moins 10 centimètres cubes de liquide céphalo-rachidien, mais ne s'en sert pas pour diluer la solution de cocaïne injectée. Quant à la position donnée au malade, nous répétons que le malade est incliné progressivement ; bien entendu, la rapidité de l'analgésie est en rapport avec la diffusion sans tenir compte de l'inclinaison donnée. Il est également admis que les mouvements d'inspiration et d'expiration, demandés régulièrement au malade, activeront le mélange de la solution anesthésique avec la masse totale du liquide céphalo-rachidien ; ils entraîneront encore le maintien de la fonction respiratoire normale dans tout le champ pulmonaire, en luttant ainsi contre l'anémie temporaire déterminée par la vaso-constriction que produit parfois la cocaïne.

En raison du grand intérêt qui s'attache à la détermination de la zone opératoire, il est utile de connaître les raisons qui font varier la zone d'analgésie : la dose de cocaïne injectée ne semble jouer qu'un rôle insignifiant puisque de petites doses peuvent donner une analgésie aussi vaste que des doses plus élevées ; plus intéressant est celui de la quantité de liquide céphalo-rachidien préalablement extrait.

En retirant du liquide, la zone d'anesthésie se trouve de ce fait plus étendue, surtout si on injecte une solution dont le point cryoscopique est très inférieur à celui du liquide céphalo-rachidien. Ainsi, par exemple, M. Aubourg injecte une solution aqueuse de cocaïne très concentrée dont le point cryoscopique est $\Delta = 0{,}60$ environ, c'est-à-dire celui du liquide céphalo-rachidien ; ce liquide, à cause de l'égalité des points cryoscopiques, doit avoir très peu de tendance à diffuser dans les espaces sous-arachnoïdiens, et la cocaïne, qui, comme l'ont montré Tuffier et Hallion, a une grande affinité pour l'élément nerveux, doit se fixer rapidement sur les racines postérieures les plus proches : aussi, avec ce procédé, l'anesthésie ne dépasse-t-elle guère la hauteur de l'injection, c'est-à-dire la région sous-ombilicale ; c'est en effet ce que nous donne M. Aubourg comme limite supérieure de l'analgésie. Avec notre technique, vous réduisez en moyenne d'un quart ou d'un tiers la quantité totale du liquide rachidien et vous créez ainsi un vide : vous injectez en outre dans un liquide dont le point cryoscopique est $\Delta = 0{,}60$, notre solution de cocaïne dont le point cryoscopique, est $\Delta = 0{,}20$ environ ; la diffusion, en conséquence, se trouve très grande et rationnellement d'autant plus rapide que les points cryoscopiques sont plus éloignés. En renversant votre malade aussitôt l'injection, la partie du liquide céphalo-rachidien qui est le siège de cette diffusion active se trouve, par suite du vide dont nous avons parlé, rapidement projetée vers les espaces arachnoïdiens supérieurs des régions dorsales et cervicales, et c'est pourquoi en augmentant la quantité du liquide extrait nous arrivons à obtenir l'anesthésie de la région sus-ombilicale de l'individu, voire même parfois de la tête. Ainsi, nous obtenons une zone d'anesthésie très étendue, et l'hypertension fort légère, il est vrai, qui existe par exemple avec le procédé de M. Aubourg, puisqu'il injecte malgré tout une quantité d'eau très minime qui n'en produit pas moins une légère hypersécrétion de défense, ne peut même pas exister avec la technique de M. Le Filliâtre, puisque au préalable, il retire une quantité de liquide bien supérieure à celle que donnera la réaction arachnoïdienne de défense.

*Durée.* — Avec notre technique, la durée de l'analgésie n'est jamais inférieure à une heure et demie : la moyenne de cette durée peut être fixée à deux heures pour le thorax, l'abdomen et les membres inférieurs, et à une heure pour le cou et les membres supérieurs.

On doit, en bonne logique, proportionner la dose de cocaïne à injecter, d'une part à la durée probable de l'acte opératoire, d'autre part, à la durée habituelle de l'analgésie sur le point où on opère.

Cette réduction de la quantité de cocaïne à la dose juste nécessaire est un but vers lequel doit tendre le chirurgien à mesure que sa technique se perfectionne.

*Examen du liquide céphalo-rachidien.* — Si l'on examine le liquide céphalo-rachidien dans les vingt-quatre heures qui suivent soit la rachistovaïnisation, soit la rachicocaïnisation, sans l'évacuation de liquide préalable, nécessaire et suffisante, on constate une lymphocytose, en même temps parfois que quelques polynucléaires, tandis qu'après l'extraction suffisante de liquide, on ne trouve plus, mais après la rachicocaïnisation seulement, de lymphocytose ou de polynucléaires. L'hypertension détermine donc la lymphocytose et amène parfois l'apparition des polynucléaires.

*État général.* — A part le malaise que nous avons signalé au commencement de l'analgésie, et qui ne se rencontre pas chez tous les malades, l'état général des opérés qui ont reçu une injection de cocaïne reste bon ; nous en reparlerons d'ailleurs, lorsque nous traiterons des avantages de notre méthode sur les autres procédés d'anesthésie en chirurgie.

## RÉACTIONS CONCOMITANTES DE L'ANALGÉSIE

*Réactions psychiques.* — Elle peuvent se manifester sous forme d'angoisse qui chez les gens nerveux, précède la cocaïnisation, l'accompagne, augmente après elle, et ne cesse qu'au cours de l'intervention : elles semblent ainsi indépendantes de la cocaïne même ou simplement accrues par elle. A ces sujets peu confiants, ou même à tous ceux qui vont subir la cocaïnisation lombaire, il est bon d'éviter toute surprise, même celle de la piqûre cutanée. On les préviendra de ce qui va se passer avant l'injection ; on les distraira dès les premiers signes de réaction cocaïnique, ce qui est encore la meilleure façon d'assurer le calme et pour eux et pour le chirurgien.

Cette angoisse s'accompagne quelquefois d'excitation verbale, plus rarement d'excitation motrice : elle n'arrive jamais aux scènes bruyantes de l'anesthésie générale : dans l'immense majorité des cas, l'idéation reste d'une netteté étrange, certains malades exerçant leur curiosité à surprendre des détails opératoires, d'autres se contentant de suivre et d'analyser les contacts, de distinguer entre la section, la torsion, etc., d'encourager même le chirurgien qui les opère.

La céphalalgie se montre très rarement au cours de l'analgésie.

*Réactions neuro-musculaires.* — Nous n'avons pas à enregistrer les phénomènes d'excitation motrice cités par les anciens auteurs : pas de tremblements, ni de crampes. La motricité des membres inférieurs est à peu près constamment intacte : les malades placent leurs jambes dans la position qu'on leur demande : de cette façon, nous avons toujours vu les malades prendre, sur le conseil du chirurgien, telle ou telle position préférable pour la bonne confection du pansement, à la fin d'une intervention. Quelquefois, si la quantité de liquide céphalo-rachidien extraite n'est pas suffisante, le malade peut présenter une légère contracture des membres inférieurs, une raideur des jambes qui cède vite à un mouvement de flexion forcée. Inutile à ce propos de faire la comparaison avec un malade chloroformisé, commençant à se réveiller absolument inconscient et continuant souvent à vomir.

Cependant nous insistons encore sur ce point, qu'il ne faut pas profiter de ce que le malade se trouve dans un état général excellent, pour lui permettre par exemple de regagner son lit à pied. Ce serait là une faute grave, bien plus grave encore si l'on mettait la cocaïne en jeu, comme responsable des accidents post-opératoires.

Les paralysies des sphincters sont très rares. A ce propos, citons la facilité avec laquelle se fait sans danger la dilatation anale chez les rachicocaïnisés.

L'état de la pupille et celui des réflexes sont soumis à des variations si légères qu'il ne semble pas nécessaire de les signaler.

*Réactions gastriques.* — Dans nos observations, les nausées se sont produites dans 15 °/₀ des malades rachicocaïnisés, particulièrement chez les alcooliques et les hépatiques, surtout si le malade n'a pas été purgé la veille. Les nausées apparaissent ordinairement de la cinquième à la vingtième minute après l'injection.

A signaler encore la sensation de soif, souvent très vive et voulant être rapidement satisfaite.

*Réactions vaso-motrices.* — Elles consistent soit en sensation de chaud ou de froid, les sensations de chaleur étant de beaucoup les plus fréquentes, soit en sécheresse de la bouche, soit en pâleur du visage, soit enfin en réaction sudorale généralisée à tout le corps, ou plus souvent limitée à la face : ces réactions ont pour caractères communs d'être passagères.

*Réactions cardio-vasculaires.* — Le pouls n'est pas influencé et le cœur ne bronche pas un seul instant.

*Réactions pulmonaires.* — L'appareil respiratoire est peu sensible à l'analgésie par la cocaïne : l'innocuité de la cocaïnisation lombaire à l'égard de l'appareil respiratoire est vraiment remarquable par sa constance et sa netteté : à peine note-t-on, dans certains cas, une inspiration plus ample, plus profonde ou quelque anxiété respiratoire pendant le léger malaise du début. Jamais un rachicocaïnisé suivant notre méthode n'a eu à subir les tractions rythmées de la langue ou les manœuvres de respiration artificielle.

Il y a là une opposition éclatante avec la fréquence des réactions pulmonaires après le chloroforme et après l'éther.

## RÉACTIONS CONSÉCUTIVES A L'ANALGÉSIE

De tous les incidents que les auteurs ont attribué à l'analgésie par la cocaïne, nous n'en retiendrons qu'un qui apparaît quelquefois après une injection sous-arachnoïdienne : c'est une légère hyperthermie de quelques dixièmes qui se produit dans un tiers des cas environ. Indépendante de la gravité et de la durée de l'acte opératoire, elle ne s'accompagne ni d'une rapidité particulière du pouls, ni des signes habituels de la réaction fébrile : elle apparaît dans les six heures qui suivent l'intervention et revient dès le lendemain à la normale. L'extraction trop économe de liquide céphalo-rachidien en est presque toujours la cause.

Nous n'avons pas constaté les réactions cérébrales consistant en céphalalgie, insomnie et troubles mentaux : de même pas de troubles vésicaux, ni de phénomènes rénaux ou hématologiques.

*Avec cette technique, nous avons donc toujours une anesthésie parfaite sans avoir à redouter les accidents consécutifs aux autres méthodes de rachianesthésie.*

## PATHOGÉNIE ET SUPPRESSION DES ACCIDENTS

Avant de redire tous les accidents et inconvénients, que peut causer la rachistovaïnisation, nous tenons cependant à attirer l'attention sur les ratés d'anesthésie dus à cette méthode (49/100, statistique de Schwartz *Journal des Praticiens*, 14 septembre 1907), sur le peu de durée d'analgésie par rachistovaïnisation, sur l'analgésie souvent imparfaite obtenue avec ce médicament, sur la faiblesse et la rapidité du pouls, la légère cyanose de la face et des extrémités, l'affaissement du rachistovaïnisé, l'impotence fonctionnelle des membres inférieurs pendant la période analgésique, et malheureusement, quelquefois après, la paralysie du rectum et de la vessie persistant parfois assez longtemps, sur la céphalée malgré l'évacuation de liquide céphalo-rachidien, enfin sur les paralysies diverses causées par la rachistovaïne, et les troubles circulatoires et respiratoires qui peuvent s'en suivre.

Tous ces accidents relevés jusqu'à ce jour ont été la suite toute naturelle des erreurs du début, où l'on pensait que les accidents de la rachicocaïnisation étaient dus soit à la nature du liquide injecté, soit au médicament dissous dans ce liquide : aussi, pendant quelques années, s'est-on ingénié à trouver un liquide isotonique, et à remplacer la cocaïne, plutôt que de s'apercevoir que les accidents de la rachicocaïnisation n'étaient dus qu'à l'hypertension et qu'il suffirait de supprimer cette dernière pour les faire disparaître.

Pourquoi avait-on alors préféré la stovaïne à la cocaïne ? La réponse est bien simple ; la stovaïne, médicament paralysant la cellule nerveuse, alors que la cocaïne excite nettement la cellule nerveuse, devait forcément, dès l'instant qu'on ne supprimait pas l'hypertension, nouvelle cause d'excitation de la cellule nerveuse, donner une excitation moindre en injection arachnoïdienne que la cocaïne. Faisons remarquer ici que l'hypertension du liquide céphalo-rachidien n'est pas seulement créée mécaniquement par l'introduction, dans les espaces arachnoïdiens, d'une certaine quantité de liquide injecté, mais surtout par l'hypersécrétion de défense de l'arachnoïde, du fait du contact de cette séreuse avec un corps-étranger comme l'eau, le sérum, etc. Ceci dit, nous comprenons facilement pourquoi, avec une solution de stovaïne sans extraction préalable de liquide céphalo-rachidien, les accidents sont moindres qu'avec une solution de cocaïne employée dans les mêmes conditions, puisqu'avec la solution de stovaïne l'excitation de la cellule nerveuse causée par l'hypertension de défense est contrebalancée par l'effet paralysant de la stovaïne.

Avec la stovaïne, si l'on a soin de retirer 10 à 30 centimètes cubes de liquide céphalo-rachidien, avant l'injection, ces accidents persistent quand même, car la stovaïne paralysant la cellule nerveuse, agit parfois, quoi qu'on fasse, jusque sur le plancher du quatrième ventricule et peut alors influencer défavorablement les origines nerveuses comme celles du pneumogastrique par exemple, et créer les accidents respiratoires et circulatoires que nous rencontrons au cours de la rachistovaïnisation. D'autre part, ainsi que le signalait .M Le Filliâtre en mars 1907 à la Société médicale du IXe arrondissement de Paris, la stovaïne précipite le liquide céphalo-rachidien et peut produire des modifications de vitalité de l'épithélium arachnoïdien et des cellules nerveuses que baigne ce liquide, ce qui expliquerait facilement les paralysies que l'on observe à distance, et entre autres les paralysies oculaires.

Si maintenant nous supprimons l'excitation de la cellule nerveuse voulue par l'hypertension créée du fait de l'injection, par l'hypersécrétion de défense de l'arachnoïde, et par l'action de la cocaïne sur la cellule nerveuse, en abaissant suffisamment au préalable la tension du liquide céphalo-rachidien, et qu'au lieu d'injecter un médicament paralysant la cellule nerveuse et précipitant le liquide céphalo-rachidien, nous injectons un liquide ne précipitant pas le liquide céphalo-rachidien et excitant la cellule nerveuse, tel que la cocaïne, nous évitons de ce fait toutes les paralysies immédiates et tardives, ainsi que la clinique nous l'a amplement démontré. Avec cette technique, les malades anesthésiés, au lieu de présenter de la paralysie des membres inférieurs, voire même de tout le tronc, de l'abolition des réflexes patellaires et scrotaux comme avec la stovaïnisation, nous présenteront plutôt, au début de l'anesthésie surtout, de la contracture des membres inférieurs, voire même des membres supérieurs, de l'exagération des réflexes patellaires, si toutefois, ainsi que la pratique nous l'a amplement démontré, nous n'avons pas auparavant retiré suffisamment de liquide céphalo-rachidien. Ainsi donc, en retirant assez de liquide céphalo-rachidien, vous arrivez non seulement à supprimer les phénomènes d'excitation produits par l'hypertension, mais encore à atténuer les phénomènes d'excitation produits par la cocaïne, à tel point que les malades seront, au cours de l'opération, d'un état général très satisfaisant, et pourront toujours, sans souffrir, avec leur pleine lucidité d'esprit, accomplir, pendant l'intervention, les mouvements qui leur seront demandés.

Bien que la cocaïne ait été fort discréditée depuis quelques années, M. Le Filliâtre n'est cependant pas le seul en France qui ait continué à s'en servir. Le Dr Aubourg, de Paris, dans un article du *Journal de médecine* du 17 février 1909, montrait, lui aussi, les avantages de la rachicocaïnisation, mais son procédé, bien que non dangereux, présente encore quelques légers inconvénients et voici pourquoi : pour M. Aubourg comme pour M. Le Filliâtre, il est bien entendu que ce n'est pas la cocaïne, mais l'eau que l'on introduit dans les espaces arachnoïdiens qui cause l'hypersécrétion de défense de l'arachnoïde, et partant, l'hypertension. Mais partant de ce principe, au lieu de dire comme M. Aubourg, dans sa thèse de 1904 : « en réduisant autant que possible la quantité d'eau injectée on réduit les accidents au minimum », ne valait-il pas mieux dire : En supprimant entièrement l'hypertension, on supprimera également entièrement les accidents causés par l'hypertension, et c'est là le raisonnement que justement s'est toujours tenu le Dr Le Filliâtre pour arriver à sa technique. Il est simple, en effet, de comprendre que si vous retirez une quantité de liquide au moins égale ou supérieure à la quantité de liquide céphalo-rachidien fourni par l'hypersécrétion de défense de l'arachnoïde, vous n'aurez pas augmenté la tension du liquide et partant, vous n'aurez aucun accident à redouter. En cet ordre d'idées, l'expérience nous a montré qu'il valait mieux retirer davantage que pas assez, car quoi qu'en dise M. Aubourg, nous n'avons jamais vu, tenant le malade dans la position horizontale, qu'une extraction trop grande de liquide amène soit de la céphalée, soit de la rachialgie.

# CONTRE-INDICATIONS

Nous passerons en revue toutes les contre-indications émises particulièrement dans les thèses de Chambard et de Fisher : personnellement nous n'avons pas un seul cas de mort pour nous servir à édifier ce chapitre.

Nous sommes avant tout du même avis que Chambard lorsqu'il écrit : « Dans un mauvais cas où le malade paraît ne pouvoir supporter aucune anesthésie (l'analgésie locale étant supposée impossible), on diminuera beaucoup le danger de l'anesthésie lombaire, en préparant le malade avec une grande quantité de sérum et de la strychnine, et on pourra combattre les accidents par les mêmes moyens. Ainsi soutenu, un malade pourra supporter une anesthésie lombaire, alors qu'il n'aurait pas supporté une anesthésie générale. »

Nous n'attendons même pas d'avoir affaire à un malade cachectique pour prendre cette précaution, puisque tous les malades rachicocaïnisés reçoivent aussitôt l'analgésie obtenue, une injection de strychnine, une de caféine ou de spartéine.

*Mauvaises conditions de technique.* — On ne saurait dire assez haut que toutes les conditions de technique énumérées sont indispensables, qu'une cocaïnisation lombaire n'est autorisée qu'avec une aiguille bouillie pendant un quart d'heure au moins à 100°, qu'avec une solution de cocaïne stérilisée, qu'après nettoyage soigné des mains de l'opérateur et de la région lombaire du malade. Elle ne supporte pas le doute de technique et suppose la meilleure éducation chirurgicale, celle de la garantie aseptique : c'est pour n'avoir passé qu'en des mains exercées à la désinfection du champ opératoire qu'elle échappe encore aux accusations gratuites de méningomyélite et de méningite suppurée.

*Enfants.* — Il sera préférable de ne pas utiliser la cocaïnisation lombaire chez les enfants au-dessous de 12 ans : l'analgésie se produit certes chez eux comme chez les adultes, mais leur curiosité anxieuse, leur indocilité habituelle, tout en rendant plus délicate la ponction lombaire, ne peuvent que gêner l'acte opératoire.

*Aliénés.* — Pour des raisons analogues, les aliénés ne sont pas toujours justiciables de la cocaïnisation lombaire : dès les premiers signes de l'analgésie, ces malades deviennent inquiets, agités, agaçants : ou bien ils sont pris de tremblements incoercibles qui peuvent contrarier l'acte opératoire : ou bien ils ne cessent d'accuser des sensations douloureuses imaginaires à chaque contact du doigt ou de l'instrument.

*Vieillards.* — Sans conclure que l'âge avancé soit une indication de la méthode, nous pouvons affirmer qu'il s'en accommode très bien, même s'il s'y ajoute de l'artério-sclérose.

*Cardiaques.* — Chez les cardiaques, pour qui le chloroforme n'est pas formellement interdit par tous les chirurgiens, la cocaïnisation lombaire ne présente pas de contre-indication.

Au cours d'une rachicocaïnisation, le cœur et le pouls peuvent s'accélérer, le pouls peut souvent subir une légère hypotension; jamais le cœur ne devient arythmique et le malaise ressenti pendant les dix minutes qui suivent l'injection de cocaïne, est vite disparu : ici encore les injections prophylactiques de caféine, de spartéine, de strychnine, faites à tous les malades, seront d'une grande utilité.

Les observations de syncope publiées autrefois peuvent être expliquées par l'emploi des doses trop élevées de cocaïne, ou par des imprudences commises par un malade mal surveillé, ou chez un malade mal préparé.

Un cœur malade, comme un cœur sénile, peut et doit supporter une rachi-anesthésie à la cocaïne.

*Affections rénales.* — Pour Racoviceano, les contre-indications les plus formelles à la cocaïnisation lombaire sont les affections des reins : c'est dans ces conditions que Goïla y aurait eu deux cas de mort.

Nous savons déjà que le filtre rénal normal n'a en aucune façon à souffrir de la cocaïne lombaire, que si la cocaïne est offensive pour le rein malade, elle doit certainement l'être très peu. A moins d'urgence, il vaut donc mieux ajourner autant qu'il est nécessaire une opération qui ne pourrait se passer d'anesthésie générale, si l'examen des urines, révélant du sucre ou de l'albumine, soulève des doutes sur l'état des reins : nous signalons ici une observation du D[r] Le Filliâtre, pour amputation à la rachicocaïne chez un diabétique alcoolique présentant 240 grammes de sucre au moment de l'intervention suivie de guérison. Le malade a été présenté à la société médicale du Louvre le 20 octobre 1908.

*Zone opératoire.* — Toutes les opérations portant sur la paroi abdominale et les viscères abdominaux, sur les parois thoraciques, les plèvres et les seins ont aujourd'hui été exécutées sous cocaïnisation lombaire. La statistique de ces opérations publiée par M. Tuffier, précédant celle de M. Le Filliâtre que nous apportons ici, montre que la cocaïnisation lombaire rend les services que nous demandions jusqu'ici à l'anesthésie générale.

Il y a lieu d'insister sur ce point que la méthode doit être élargie et nous ne sommes pas de l'avis de Fisher qui écrit que, dans les maladies septicémiques et les tuberculoses en évolution, l'injection intra-rachidienne est dangereuse : nous rappelons à l'appui de cette idée, l'observation que nous avons présentée à la Société médicale des Praticiens le 17 mars 1911 : il s'agissait d'un homme très cachectique souffrant d'une ostéo-arthrite bacillaire du genou et présentant des signes de tuberculose pulmonaire au début, avec léger épanchement en nappe vérifié par la ponction.

Le malade légèrement dyspnéique avant l'opération, n'eut ni céphalée, ni vomissements, ni gêne respiratoire ; l'amputation fut faite au tiers inférieur de la cuisse : la température du malade prise le soir de l'opération était 37°3 et le pouls qui battait 110 les jours précédents était descendu à 86. Une autre observation aussi intéressante est celle d'un détenu, amputé deux fois sous rachicocaïnisation, pour tumeur blanche du cou-de-pied et secondairement pour récidive au niveau du genou.

Et cependant, les malades précités ont guéri rapidement sans complications intéressant les méninges !

En résumé, la statistique des opérations et la série des observations que nous avons prises pendant notre séjour à l'Infirmerie centrale des Prisons, ainsi que la statistique personnelle de M. Le Filliâtre en gynécologie, nous autorisent à dire qu'à l'heure actuelle, l'anesthésie lombaire à la cocaïne peut être pratiquée pour toutes les affections chirurgicales intéressant les membres inférieurs, l'abdomen et le thorax : nous ajoutons que nous apportons des observations intéressant les membres supérieurs : restent donc la tête et le cou, pour qui la question de dose de liquide céphalo-rachidien à extraire et de cocaïne à injecter n'a pas été encore suffisamment étudiée. A ce propos, nous pouvons dire que notre travail sera complété par une étude de la rachicocaïnisation pour les opérations portant sur le cou et la tête.

A notre avis, la syphilis, l'hystérie, les états névropathiques et les maladies organiques du système nerveux doivent surtout entrer en ligne de compte dans le chapitre des contre-indications ; car les adversaires de la rachicocaïnisation n'hésiteront pas à accuser celle-ci des complications nerveuses secondaires qui pourraient toujours se produire sans elle, grâce à une évolution rapide de la maladie ou à une thérapeutique peu énergique. Nous avons déjà entendu et nous entendrons les phrases suivantes : « Tel rachicocaïnisé a fait du tabes, une sclérose médullaire, telle ou telle paralysie. » Mais nous entendrons rarement dire, en parlant de ce même malade : « Tel syphilitique vient de voir évoluer sa maladie sous telle ou telle forme. » Il est donc bien entendu que si chez un syphilitique ou un névropathe quelconque, on ne veuille pas de parti pris, dès qu'une complication se produit, reconnaître que celle-ci est due à la maladie organique, il est préférable que le chirurgien s'abstienne pour cette fois de choisir la rachicocaïnisation comme procédé d'anesthésie, de peur de la voir injustement accusée des complications qui ne relèvent en réalité que de la maladie organique elle-même.

## AUTRES MODES D'ANESTHÉSIE ET LEURS ACCIDENTS. AVANTAGES DE LA RACHICOCAÏNISATION SUR LES AUTRES MODES

Notre étude ne serait pas complète si après avoir développé notre technique de rachicocaïnisation, nous ne mettions en parallèle les autres modes d'anesthésie qui, à l'heure actuelle, l'emportent certainement sur celle-ci dans le choix des chirurgiens.

Nous n'avons pas cependant la prétention de faire un exposé détaillé de cette question, car nous dépasserions forcément les limites que nous nous sommes imposées pour cette thèse. Nous rappellerons simplement les principales critiques qui ont été apportées ces derniers temps aux méthodes que nous opposons à la rachicocaïnisation, avant d'insister sur les avantages de celle-ci.

Sans vouloir faire le procès de la chloroformisation qui reste encore le mode d'anesthésie préféré de la majorité des chirurgiens, ni de l'éthérisation qui a également de nombreux partisans, nous pensons qu'il est utile de rappeler les différentes études qui sont parues ces dernières années sur les inconvénients de ces méthodes.

Lésions expérimentales du rein et du foie, provoquées par le chloroforme et l'éther, par le Dr Saison (Thèse de Paris, 1910).

Un cas de dégénérescence chloroformique du foie, par M. Pierre Masson (*Tribune médicale*, novembre 1909).

Les formes frustes de l'ictère post-chloroformique, par Chevrier (*Tribune médicale*, 4 décembre 1909).

La mort tardive après anesthésie chloroformique, par Aubertin (*Tribune médicale*, décembre 1909).

Les accidents post-opératoires du chloroforme, par M. Marcille (*Tribune médicale*, mai 1909).

Avec les communications plus récentes de M. Achard, ces quelques titres (et la bibliographie pourrait être plus longue) suffisent pour nous montrer que le chloroforme est encore trop en honneur dans la chirurgie française. Il est reconnu que le chloroforme ne doit pas être donné à un malade qui présente des lésions du foie et des reins, si légères soient-elles ; il est reconnu aussi que le chloroforme détermine une intoxication s'attaquant au foie et aux reins chez des malades ne présentant pas jusqu'alors de lésions de ces organes.

Enfin, il est presque certain que, dans les hôpitaux et les clientèles privées, tous les cas de mort par chloroforme ne sont pas publiés : chacun de nous en a connus, mais ne les a jamais vus relatés dans des communications aux sociétés médicales. La même remarque s'impose pour les cas où le chirurgien commence son intervention par une trachéotomie parce que son malade, chloroformé par un aide inexpérimenté, est tombé immédiatement en syncope.

Pourquoi donc ménager une méthode qui a ses défauts, reconnus par l'histologie, alors qu'il a suffi de la publication de deux cas de mort, et ceux-là discutés même par l'auteur de la relation, pour « porter le coup de grâce à la rachicocaïnisation », suivant l'expression de Fisher.

Si nous relisons en effet l'article de M. Legueu, paru dans la *Presse médicale* du 9 novembre 1901, nous y trouvons les phrases suivantes : à propos du premier malade, devant être opéré pour rupture du tendon du triceps gauche : « Malgré la peine qu'on éprouve toujours quand on perd un malade d'anesthésie sur la table d'opération, je ne puis dire que ce cas m'ait beaucoup troublé. Nous étions si pénétrés de la gravité des circonstances, nous avions tant discuté à l'avance le pour et le contre de ces deux modes d'anesthésie, chloroforme ou cocaïne, que le résultat n'était pas fait pour nous surprendre. Je me reconnais coupable de n'avoir pas saisi que l'athérome, la congestion cérébrale chez ce malade constituaient une contre-indication à la rachicocaïnisation. Je m'en voulais de ne pas avoir endormi ce malade au chloroforme et je pensais en fin de compte que javais en plus de torts que la cocaïne...

« Je continuai donc comme par le passé et avec le même bénéfice qu'autrefois à utiliser les injections de cocaïne.

« Sur ces entrefaites, un second accident est venu troubler à nouveau la série de nos opérations. Celui-ci m'a préoccupé davantage. Et cependant, je ne l'ai pas vu moi-même, car le fait s'est passé un dimanche pendant la garde : je n'ai vu le malade ni avant, ni après, et si j'insiste sur ce point ce n'est pas pour diminuer une responsabilité que j'assume entièrement, c'est pour expliquer que les renseignements que je possède ne sont qu'indirects et de seconde main. »

A propos du deuxième malade : « L'étranglement datait de quarante-huit heures... l'état général était très défectueux... Il y avait eu un seul vomissement la veille, mais le facies était terreux, le nez pincé, les lèvres décolorées, la face et les extrémités étaient froides et humides, la voix voilée, presque éteinte, la langue sèche... Le malade donnait une si mauvaise impression que la religieuse de la salle, elle-même frappée par cette apparence, disait à la femme qui accompagnait le malade que peut-être ne l'opérerait-on pas. »

*M. Legueu termine son article par ces phrases que nous sommes heureux de rappeler : « J'ai cru prudent de m'abstenir jusqu'à nouvel ordre, mais je ne saurais oublier les bénéfices que j'ai retirés jusqu'alors de la cocaïne. Je dois à la vérité de rappeler que je n'ai jamais eu d'accidents graves, en dehors de ces deux accidents mortels, et je crois qu'il y a dans ma série des malades qui n'ont dû leur existence qu'à la substitution pour l'anesthésie de la cocaïne au chloroforme. Je ne veux donc pas brûler aujourd'hui ce que j'adorais hier : je crois que la rachicocaïnisation restera comme une méthode d'anesthésie dans une étendue dont les limites sont encore impossibles à définir. »*

Et cependant, malgré les conclusions de M. Legueu, M. Reclus écrivait en 1903, dans son livre sur l'anesthésie localisée par la cocaïne, page 21 : « Qu'objecter aux deux observations de Legueu? On se rappelle l'effet qu'elles produisirent sur la Société de Chirurgie et sur tout le public médical. » Nous ne commenterons pas cette phrase de M. Reclus, nous permettant de constater que les objections ont été faites très sincèrement par M. Legueu lui-même dans sa communication.

Il nous a paru utile de rappeler cet article et nous sommes persuadés que nombre des détracteurs de la rachicocaïnisation ont parlé souvent des cas de mort cités par M. Legueu, sans en avoir lu la relation.

Puisque nous en sommes à la mort par rachicocaïnisation, citons aussi ce cas publié à la Société de chirurgie le 3 juillet 1901. Il s'agissait d'une intervention pour corps étranger du pied : l'anesthésie fut parfaite avec 1 centimètre cube : bien mieux, le malade, aussitôt l'opération, put marcher sans douleur, faire deux cents mètres à pied et monter plusieurs étages. Le malade mourut le lendemain et il n'y eut pas d'autopsie. Il semble bien qu'il faille, encore dans ce cas, en vouloir plus au chirurgien, pour une faute de surveillance post-opératoire qu'à la cocaïne.

En résumé, nous sommes en mesure de dire, avec les observations que nous apportons, que les cas de mort publiés autrefois, ne doivent avoir maintenant aucune influence sur l'esprit du monde médical, la technique que nous avons étudiée et avons nous-mêmes appliquée n'étant pas la même que celle qui a présidé aux interventions pour lesquelles la rachicocaïnisation n'a pas réussi ou a donné de mauvais résultats.

Indépendamment des considérations de technique, d'analgésie, de réactions consécutives sur lesquelles on a essayé de juger la valeur comparée des méthodes de choroformisation et de cocaïnisation, on a invoqué en faveur de la cocaïnisation quelques arguments généraux que nous allons examiner. On a dit, en faveur de la cocaïnisation qu'elle supprime les scènes pénibles du chloroforme, que les agitations parfois violentes, l'ivresse prolongée venant à la suite du chloroforme ou de l'éther, n'existent plus avec ce mode d'anesthésie. Il n'est pas douteux qu'entre une chloroformisation agitée et une cocaïnisation régulière, la différence est tout en faveur de celle-ci : le léger malaise que nous observons quelquefois au début d'une rachicocaïnisation ne peut être comparé aux nausées et vomissements qui durent presque toujours quarante-huit heures après l'absorption de chloroforme.

On a dit encore en faveur de la cocaïnisation qu'elle laisse persister la personnalité. C'est déjà un avantage pour certains malades qui ont peur du chloroforme et demandent toujours à celui qui est chargé de les endormir, s'ils se réveilleront. D'autre part, cette persistance de la personnalité est une règle imposée au chirurgien qui devra être sobre de commentaires, choisi dans ses réflexions : c'est l'observation constante de soi-même dans l'attentive préoccupation des manœuvres opératoires.

On a dit enfin en faveur de la cocaïnisation qu'elle supprime un aide : nous n'avons jamais vu M. Le Filliâtre se passer du troisième aide, qui reste continuellement à la tête du malade, chargé de le faire respirer convenablement, et de lui cacher par une serviette formant écran, la scène de l'opération.

Dans l'urgence rurale, les conditions peuvent changer : si le chirurgien n'a eu le temps ou n'a pu s'assurer le troisième aide, la cocaïnisation lombaire lui donnera une ressource unique.

Les conditions de la chirurgie de guerre seront souvent celles de la chirurgie rurale. Arriver à opérer presque seul, avec une anesthésie rapide et sûre pour une grande zone chirurgicale, voilà certes une perspective qui n'est pas à dédaigner.

Pour en finir avec ce parallèle, nous répéterons que la cocaïnisation paraît s'imposer d'une façon presque absolue chez ceux qui refusent l'anesthésie générale, chez les débilités, les cardiaques et les pulmonaires. La cocaïnisation ne produit jamais l'aplatissement, le demi-état de choc que laisse après elle l'anesthésie générale : dès le soir même, les cocaïnisés demandent et prennent leur nourriture habituelle ; ils n'ont pas à subir la diète de manger et de boire pénible aux chloroformisés.

Reste maintenant après les méthodes d'anesthésie par inhalation, la méthode d'analgésie lombaire par les succédanés de la cocaïne et par la stovaïne. Ces différentes substances ont fait l'objet des thèses de Chambard et de Fisher, qui se sont successivement prononcés pour la tropacocaïne et pour la stovaïne avec injection de scopolamine morphine.

Pour la stovaïne en particulier, les auteurs font un chapitre spécial de mortalité et d'accidents qui ne sont pas discutables ; d'ailleurs la statistisque des morts n'est pas encore complète : il y manque un cas survenu à l'hôpital Necker en avril dernier à la suite d'une injection de stovaïne.

Or ces accidents et inconvénients de la stovaïne avaient déjà été signalés dès 1907 par M. Le Filliâtre dans un extrait des Bulletins et mémoires de la Société médicale du IX$^e$ arrondissement ; nous croyons indispensable de citer les observations prises par M. Singer et rappelées au début de cette communication.

I. Le malade M., 23 ans. Garçon coiffeur. Testicules tuberculeux. Castration.

Après ponction de 15 centimètres cubes de liquide céphalorachidien, injection de 6 centigrammes d'une solution de stovaïne à 4 %.

Analgésie incomplète à la 10$^e$ minute. — Pendant l'opération, douleur plus accentuée lors des tractions sur le cordon. Pouls petit, filiforme, incomptable. Bruits du cœur sourds. Cyanose des doigts de la main. Abolition des réflexes plantaires, patellaires et crémastériens.

Les jours suivants, légère céphalée avec point rachialgique à l'endroit de la piqûre.

Température 37° 6 le 1$^{er}$ jour, revenue à 36° 9 le 14$^e$ jour au soir.

II. — Le malade Ch..., 27 ans, serrurier. Varices volumineuses de la jambe droite. Cerclage.

Après ponction de 16 centimètres cubes, injection de 7 centigrammes de stovaïne.

Analgésie au bout de cinq minutes, remontant jusqu'aux mamelons. Nausées dès le début, fréquentes et continues à la vingtième minute, pâleur de la face, sueurs profuses, regard hébété, intelligence annihilée, malade abattu, incapable de répondre et de se mouvoir.

Abolition des réflexes à la trentième minute.

Céphalée et pouls très faible. Le pouls ne redevient perceptible que deux heures après une injection de caféine. Après l'opération la sensibilité ne redevient complète que le lendemain soir à 11 heures, avec disparition de la céphalée.

Température 37°6 le soir de l'opération, redevenue normale le 7e jour.

III. — Le malade Pr..., 23 ans, imprimeur. Polyadénite inguinale gauche suppurée.

Ponction de 18 centimètres cubes de liquide céphalo-rachidien, injection de 8 centigrammes de stovaïne.

A partir de la quinzième minute, angoisses précordiales, cyanose des extrémités, du visage, pouls incomptable, nausées, relâchement du sphincter anal à plusieurs reprises. Abolition des réflexes et impotence fonctionnelle absolue des membres nférieurs et du bassin.

Les mouvements et les réflexes réapparaissent une heure et demie après le début de l'analgésie.

Cephalée légère et rachialgie disparaissant au bout de quarante-huit heures.

IV. — Le malade Ca..., 37 ans, horloger. Tuberculose du tissu cellulaire de la fesse gauche et de la face postéro-externe de la cuisse gauche avec fistules nombreuses.

Ponction de 16 centimètres cubes, injection de 6 centigrammes de stovaïne.

Nausées et sensation de vertige. Pouls petit. Dyspnée légère. Impotence fonctionnelle absolue de tout l'individu : les mouvements de la mâchoire et des yeux sont seuls conservés. Céphalée violente, persistant quatre jours, accompagnée de rachialgie avec sensation de défaillance par instants. Vomissement le soir de l'intervention.

Retour à l'état normal quatre jours après l'injection.

V. — Malade Gu..., 24 ans. Boulanger. Abcès de la marge de l'anus avec fistule. Rachistovaïnisation suivant le procédé Tuffier.

Injection de 6 centigrammes de stovaïne d'une solution préparée par Billon à 10 %.

Impotence absolue des mouvements des membres inférieurs et du bassin. Abolition des réflexes. La température qui atteint 38° 2 le premier soir, redevient normale au onzième jour Céphalée et rachialgie pendant quarante-huit heures suivant l'injection.

VI. — Malade J..., 28 ans. Imprimeur. Varicocèle gauche très douloureux. Résection des plexus variqueux. Même injection que pour le précédent.

Impotence fonctionnelle absolue pour membres inférieurs et bassins. Analgésie insuffisante, abolition des réflexes. Céphalée et rachialgie pendant trois jours.

VII. — Malade Af..., 23 ans. Hernie inguinale droite. Cure radicale.

Même procédé d'anesthésie.

Impotence fonctionnelle des membres inférieurs et du bassin. Abolition des réflexes. Vomissements abondants, mais passagers. Pouls petit et rapide. Réapparition de la sensibilité à la trente-cinquième minute. Céphalée pendant quarante-huit heures. Rachialgie et courbature pendant trois jours.

VIII. — Le malade H..., polisseur, 24 ans. Ostéite du pied gauche.

Injection de 4 centigrammes de stovaïne, ampoule Billon, suivant procédé Tuffier.

Analgésie imparfaite. Abolition des réflexes et impotence fonctionnelle des membres inférieurs et du bassin. Rachialgie intense le soir de l'opération. Réflexes et mouvements fonctionnels réapparus sept heures après opération.

**M. Le Filliâtre cite ensuite les accidents publiés par Kœnig, Bosse, Guiart, Trauteuroth, Dœnitz, Greiffenhagen, Sandberg, Lang, Lœser, Adam, Rœder, Schrœter, Il termine : « Si vous vous reportez aux observations précitées (juillet 1905), vous verrez facilement qu'après cet essai clinique des plus consciencieux, où je n'avais fort heureusement dépassé la dose de 6 centigrammes j'ai eu pleinement raison d'abandonner la stovaïne et que l'impotence fonctionnelle presque constante, le peu de durée de l'analgésie et son inconstance, les troubles circulatoires, la faiblesse et la rapidité du pouls, la cyanose de la face et des extrémités, l'affaiblissement intellectuel, l'état syncopal et l'abattement du malade, le relâchement des sphincters, la céphalée et la rachialgie légères, la température quelque peu élevée que l'on**

rencontrait parfois étaient loin de me faire partager l'avis de M. Kindergie et Burgaud, qui écrivaient dans la *Presse médicale* du 31 mai 1905 que la « rachisto-vaïnisation était appelée à révolutionner la chirurgie. » ... « Le Dr Karl Kroner, dans la *Therapie der Gegenwart* de juillet 1906, nous fait également remarquer que dans le service du Dr Klemperer, on est revenu à la cocaïne pure et que, deux à trois minutes après l'injection, on laissait couler 5 à 10 centimètres cubes de liquide céphalo-rachidien et que par cette méthode, ils évitent les troubles secondaires de l'anesthésie lombaire. »

*Nous apportons donc avec la rachicocaïnisation une méthode d'anesthésie exempte de cas de mort et d'accidents graves, et nous ne manquerons pas d'insister sur ce point, car les registres de l'Infirmerie centrale des Prisons en font foi, et le genre de malades à qui cette méthode a été appliquée n'est pas de ceux qui garderaient le silence sur les complications ou accidents dont ils auraient pu souffrir immédiatement ou dans la suite.*

Avec le procédé de rachicocaïnisation de M. Le Filliâtre, nous aurons un état post-opératoire bien meilleur qu'avec le chloroforme, un opéré qui ne vomira pas pendant ni après l'intervention, qui ne perdra pas ses forces du fait de l'anesthésique employé, qui, remis dans son lit, sera tranquille et ne tirera pas involontairement sur ses sutures en vomissant, qui ne déplacera pas ses drains, chez lequel les adhérences se feront vite et facilement, et qui, s'il est opéré pour une affection septique de l'abdomen, sera, s'il est bien drainé, plus facilement à l'abri des péritonites consécutives.

Avec cette technique, même chez les albuminuriques, les diabétiques et les cachectiques, nous éviterons d'intoxiquer le globule sanguin avec le chloroforme et nous supprimons de même le choc opératoire qui n'est souvent que le choc chloroformique : avec ce mode d'anesthésie, la mortalité opératoire se trouvera forcément abaissée dans les interventions d'urgence, comme dans les suppurations abdominales, dès l'instant que le malade ne subira pas l'intoxication due au chloroforme ; donc, aucune perturbation fâcheuse à craindre par la suite dans le rôle phylosiologique du foie et des reins.

Avant de conclure, nous répétons que la cocaïne n'influence pas défavorablement le plancher du 4e ventricule et ne donne pas d'albumine. En position de Trendelenburg, les malades ne présenteront pas la moindre indisposition et cette position inclinée est bonne pour contre-balancer la faible anémie cérébrale créée du fait de la faible quantité de cocaïne injectée.

Avec le Dr Aubourg, nous déclarons que les suites éloignées de la rachicocaïnisation sont nulles et que nous n'avons jamais eu à enregistrer le moindre trouble de la motilité ou de la sensibilité.

Citons enfin l'opinion de M. Klippel, de Paris, considérant comme dangereux tout médicament paralysant la cellule nerveuse, comme le fait la stovaïne.

# OBSERVATIONS ET STATISTIQUE

Nous publions dans ce chapitre les observations que nous avons prises pendant notre internat à l'Infirmerie centrale des Prisons, ainsi que celles correspondant aux interventions pratiquées par le Dr Le Filliâtre dans sa clientèle privée pendant l'année 1909, auxquelles nous avons assisté. Nous rappelons enfin une ancienne statistique présentée par le Dr Le Filliâtre après sept années de pratique.

| Nom | Age | Profession | INTERVENTION POUR | Dose de solution injectée en cc. | Dose de liquide extraite en cc. | Etat physique et observations | DATE de l'intervention |
|---|---|---|---|---|---|---|---|
| D. Agathon | 17 | Mécanicien | Hernie inguinale droite | 2 | 20 | Nausées légères pendant 5 minutes | 15 oct. 1908 |
| M. Jean | 39 | Charpentier | Hémorroïdes | 2 | 20 | Pas de troubles respiratoires pendant la dilatation | 22 oct. 1908 |
| R. Armand | 20 | Couvreur | Appendicite | 2 | 15 | Nausées légères pendant 5 minutes | 10 nov. 1908 |
| F. Joseph | 33 | Verrier | Ostéite ischion | 2 | 17 | Bacillaire. T. 39° le lendemain, normale ensuite | 12 déc. 1908 |
| B. Charles | 17 | Empl. bureau | Végétations | 2 | 12 | Nausées légères pendant 10 minutes | 20 févr. 1909 |
| B. Jean | 55 | Maçon | Hémorroïdes | 2,5 | 15 | Pâleur de face et sueurs pendant 10 minutes | 23 janv. 1909 |
| B. Léon | 39 | Verrier | Hernie inguinale gauche | 2 | 25 | Céphalée légère jusqu'au soir | 20 janv. 1909 |
| V. D. Henri | 20 | Tailleur | Hydrocèle vaginale | 2 | 12 | Aucun trouble | 16 mars 1909 |
| L. C. Désiré | 19 | Charretier | Pseudarthrose | 2 | 12 | Aucun trouble | 20 mars 1909 |
| G. Joseph | 37 | Journalier | Hernie inguinale droite | 1,5 | 10 | Léger malaise par crainte de l'intervention | 23 mars 1909 |
| L. Marcel | 17 | Maçon | Hernie inguinale gauche | 2 | 10 | Aucun trouble | 3 avril 1909 |
| F. Léon | 33 | Garçon café | Hernie inguinale droite | 2 | 12 | Rhumatisant, cardiaque. Aucun trouble | 26 mai 1909 |
| R. Jules | 34 | Vigneron | Tumeur blanche tibio-tarsienne | 1,5 | 6 | Aucun trouble. Alcoolique | 8 juin 1909 |
| R. Jules | 34 | Vigneron | Tumeur blanche tibio-tarsienne | 2 | 6 | Aucun trouble. Alcoolique | 28 oct. 1909 |
| G. Arthur | 35 | Plombier | Eventration | 2,5 | 12 | Malade rachi-stovaïnisé en 1907. Alcoolique | 25 mai 1909 |
| D. Paul | 22 | Emballeur | Végétations | 2 | 12 | Aucun trouble | 27 juill. 1909 |
| G. René | 39 | Journalier | Hernie inguinale gauche | 2 | 12 | Rachialgie le lendemain | 3 août 1909 |
| C. Raoul | 42 | Empl. comm. | Hernie double | 2 | 12 | Aucun trouble. Bacillaire | 10 août 1910 |

|  |  |  |  |  |  |  |  |
|---|---|---|---|---|---|---|---|
| D. Sylvain... | 36 | March. vins. | Hernie inguinale........ | 2 | 15 | Aucun trouble. Alcoolique............ | 19 avr. 1910 |
| H. Adolphe.. | 23 | Journalier... | Adénite axillaire........ | 2,5 | 15 | Sensibilité cornéenne abolie après la fin de l'intervention......................... | 13 mai 1910 |
| M. Joseph.... | 24 | Monteur fers. | Eventration............. | 2 | 12 | Aucun trouble........................ | 4 juin 1910 |
| G. Léon...... | 26 | Serrurier.... | Hernie................. | 2 | 13 | Nausées après l'intervention............ | 30 juin 1910 |
| De R. Camille. | 36 | Menuisier... | Adénite axillaire........ | 1,5 | 13 | Insensibilité de cornée à la fin de l'intertion................................ | 5 juill. 1910 |
| B. Alfred..... | 20 | Imprimeur... | Fistule anale............ | 1,5 | 10 | Pas de troubles respiratoires........... | 15 juill. 1910 |
| O. Arthur.... | 18 | Ferblantier.. | Hernie inguinale droite.. | 2,5 | 15 | Nausées pendant 10 minutes............ | 26 juill. 1910 |
| D. S. Jean.... | 26 | Découpeur.. | Abcès de la jambe droite. | 1,5 | 12 | Aucun trouble......................... | 4 août 1910 |
| R. Emile..... | 26 | Mécanicien.. | Hernie volumineuse..... | 2 | 17 | Aucun trouble......................... | 5 août 1910 |
| L. René...... | 29 | Comptable... | Fistules uréthrales....... | 2 | 12 | Aucun trouble (syphilis et paludisme).... | 25 oct. 1910 |
| N. Joseph.... | 21 | Mosaïste..... | Fistule anale........... | 1,5 | 12 | Aucun trouble......................... | 15 nov. 1910 |
| V. René...... | 17 | Garç. de café. | Tumeur blanche tibio-tarsienne................ | 2 | 11 | Aucun trouble. Bacillaire............... | 10 fév. 1911 |
| V. René...... | 17 | Garç. de café | Tumeur blanche tibio-tarsienne................ | 2,5 | 10 | Légères nausées pendant 10 minutes..... | 5 mai 1911 |
| D. Gabriel.... | 37 | Polisseur.... | Hernie................. | 2 | 14 | Aucun trouble......................... | 25 fév. 1911 |
| B. Louis...... | 35 | Journalier... | Tumeur blanche du genou................. | 1,5 | 11 | Aucun trouble. Bacillaire cachectique.... | 15 mars 1911 |
| B. Jean....... | 25 | Tourneur.... | Tumeur blanche tibio-tarsienne............... | 1,5 | 12 | Aucun trouble......................... | 11 mars 1911 |
| B. Jules...... | 23 | Tisserand... | Hernie................. | 2 | 15 | Aucun trouble......................... | 4 avril 1911 |
| H. François.. | 22 | Cordonnier.. | Tumeur blanche du coude droit................. | 2,5 | 15 | Amputation du bras droit............... | 8 juin 1911 |
| C. Hippolyte. | 42 | Maréch. ferr | Ostéochondrome costal.. | 2 | 15 | Aucun trouble......................... | 10 juin 1911 |
| S. Louis..... | 38 | Journalier... | Abcès froid de l'aisselle. | 2 | 15 | Aucun trouble......................... | 10 juill. 1911 |
| A. S. Jean.... | 27 | Découpeur... | Corps étranger du genou. | 1,5 | 12 | S'est trouvé très bien pendant la rachicocaïnisation. Déja rachicocaïnisé le 4 août 1910......................... | 6 sept. 1911 |

| Nom | Age | INTERVENTION POUR | Dose de solution injectée | Dose de liquide extraite | Observations | DATE de l'intervention |
|---|---|---|---|---|---|---|
| Mme J......... | 36 | Hernie insterstitielle.......... | 2,5 | 25 | Aucun trouble............................ | 27 janvier 1909 |
| Mlle C......... | 18 | Appendicite.................. | 2,5 | 24 | id. | 31 janvier 1909 |
| M. L.......... | 39 | Arthrite suppurée du genou dr. | 1 | 15 | id. | 13 février 1909 |
| Mme L......... | 30 | Curettage..................... | 1,5 | 26 | id. | 20 février 1909 |
| Mme L......... | 21 | Appendicite.................. | 2,5 | 18 | id. | 24 février 1909 |
| M. B.......... | 57 | Amputation de l'orteil........ | 1,5 | 15 | id. | 20 mars 1909 |
| M. B.......... | 57 | Amputation métatarsien...... | 1,5 | 20 | id. | 26 avril 1909 |
| M. X.......... | 81 | Hernie étranglée............. | 1,5 | 15 | id. | 28 avril 1909 |
| M. M.......... | 50 | Hémorroïdes................. | 1,5 | 20 | id. | 21 avril 1909 |
| Mme I......... | 40 | Colpotomie................... | 1,5 | 18 | id. | 11 juin 1909 |
| Mme M......... | 44 | Hystérectomie subtotale...... | 2,5 | 11 | id. | 22 juillet 1909 |
| Mme C......... | 37 | Hystérectomie subtotale...... | 3 | 15 | id. | 15 octobre 1909 |
| Mme L......... | 14 | Appendicite.................. | 1,5 | 10 | id. | 25 octobre 1909 |
| Mme L......... | 14 | Appendicite.................. | 3 | 15 | id. | 7 janvier 1910 |
| Mme M......... | 44 | Curettage..................... | 2 | 12 | id. | 21 novembre 1909 |
| Mme B......... | 52 | Néoplasme utérin. Hystérect. | 3 | 15 | id. | 1er décembre 1909 |
| Mme D......... | 25 | Appendicite et salpingite..... | 3 | 15 | id. | 14 décembre 1909 |
| Mme M......... | 58 | Cœcostomie.................. | 2,5 | 18 | id. | 27 décembre 1909 |

**Statistique de M. Le Filliâtre communiquée au congrès de médecine de Buda-Pest, septembre 1909.**

« Depuis sept ans et demi passés que j'emploie cette technique, je n'ai eu qu'à m'en féliciter et après l'avoir appliquée 1.693 fois, dont plusieurs fois sur le même sujet, j'attends encore mon premier accident.

« Ces 1.693 cas se décomposent ainsi :

1° Opérations sur l'abdomen. . . . . . . . 616
2° Opérations sur le thorax et les membres supérieurs . . . . . . . . . . . . . . . 171
3° Opérations portant sur le rein, uretère, vessie, prostate, urètre, cordons et bourses, vagin . 348
4° Opérations sur le rectum, l'anus, périnée et vulve . . . . . . . . . . . . . . . 250
5° Opérations sur membres inférieurs. . . . . 194
6° Opérations sur le cou . . . . . . . . . . 91
7° Opérations sur la tête . . . . . . . . , . . 23
(Dont 14 seulement avec anesthésie parfaite.)

« Sur ces 1.693 cas, j'ai relevé 102 malades qui ont été rachicocaïnisés jusqu'à 2, 3 et même 5 fois, ainsi que j'ai dû le faire chez une jeune femme infectée, atteinte de suppurations multiples et successives, cas que j'ai du reste présenté, après guérison, à mes collègues de la Société médicale du IXe arrondissement. Soit dit en passant, cette jeune femme, que j'ai rachicocaïnisée cinq fois il y a plus de cinq ans, se porte aujourd'hui à merveille ainsi que me le confirmait dernièrement son médecin, le Dr Simon de Sannois, travaillant plus que jamais à la culture sans avoir jamais ressenti depuis aucun trouble, pas même la moindre douleur dans les membres inférieurs. »

## CONCLUSIONS

I. — L'application de cette technique de rachicocaïnisation que nous avons faite et vu faire pendant notre internat à l'Infirmerie centrale des Prisons, *sans le moindre accident*, avec anesthésie toujours parfaite des membres inférieurs, de l'abdomen et du thorax, y compris sa partie supérieure, et les membres supérieurs, nous a amplement prouvé *l'innocuité de cette méthode*.

II. — Les avantages de la rachicocaïnisation sont : 1° la suppression de la phase d'appréhension et d'excitation du début de l'anesthésie par inhalation ; 2° la résolution musculaire parfaite, par suite d'une extraction suffisante de liquide céphalo-rachidien ; 3° l'absence de pression intra-abdominale facilitant la tâche du chirurgien pendant la laparotomie ; 4° la suppression de la période du réveil de l'anesthésie par inhalation, avec la période consécutive de nausées et de vomissements.

III. — Avec ce procédé, en évitant l'intoxication du globule sanguin par le chloroforme, le choc opératoire est évité, les forces morale et physique de l'opéré sont ménagées, la sécrétion rénale reste intacte et le foie fonctionne normalement, ce qui est d'une grande importance chez les albminuriques, les cachectiques et les vieillards.

IV. — Avec ce procédé, la mortalité post-opératoire sera diminuée et le rétablissement de l'opéré plus rapide, car n'étant pas intoxiqué, il présentera un terrain de défense plus favorable à une active réparation des tissus, et la meilleure immobilité post-opératoire du sujet donnera, avec une sécurité plus grande dans le drainage, une meilleure réunion des surfaces cruentées en même temps qu'une hémostase plus parfaite, les points de suture et les ligatures n'ayant point à supporter les efforts dus aux vomissements.

V. — La durée de l'anesthésie voulue par ce procédé est très suffisante pour les grosses interventions de chirurgie : une heure et demie à deux heures pour le thorax, l'abdomen et les membres inférieurs, et une heure en moyenne pour le cou et les membres supérieurs.

VI. — En employant une solution aqueuse de cocaïne au 1/50, et en injectant de 1 cc. 5 à 3 centimètres cubes de cette solution, avec évacuation préalable, nécessaire et suffisante de 10 à 30 centimètres cubes de liquide céphalo-rachidien suivant les sujets, tous les accidents signalés autrefois seront évités.

VII. — La rachicocaïnisation, suivant la technique

de M. Le Filliâtre, s'est montrée un mode d'analgésie de grande valeur pratique : elle ne doit pas vivre seulement des contre-indications du chloroforme, mais peut être mise en parallèle dans nombre de cas avec l'anesthésie générale et lui être préférée par ceux qui sauront la pratiquer.

# INDEX BIBLIOGRAPHIQUE

On trouvera toute la bibliographie ancienne de la rachicocaïnisation dans la monographie de M. Tuffier (1901), que l'on pourra ainsi compléter.


RECLUS ET WALL. — *Revue de chirurgie*, 10 février 1889.

— Société de chirurgie, 1891.

SPASSKI. — Wratch, 21, 828, 1900.

PIERRE DELBET. — *Journal des Praticiens.* De l'anesthésie par injection intra-rachidienne de cocaïne, août 1900, 13 octobre 1900.

FUMI. — XVe Congrès des sociétés italiennes de chirurgie, 27 octobre 1900 (Rome).

DORFF. — *Semaine gynécologique*, 8 janvier 1901, n° 2, p. 16.

PORAK. — Académie de médecine. Application obstétricale de cocaïne lombaire, janvier 1901.

— Société de chirurgie. Discussion sur la rachicocaïnisation, avril 1901.

NELATON ET ROCHARD. — Société de chirurgie. Discussion sur la rachicocaïnisation, juillet 1901.

GUINARD, RAVAUT ET AUBOURG. — Société de chirurgie. Discussion sur la rachicocaïnisation, juillet 1901.

POTHERAT. — *Gazette des hôpitaux.* Lithotritie faite à la rachicocaïnisation, juillet 1901.

ZERVONDÈS. — Thèse. Analgésie chirurgicale par rachicocaïnisation au point de vue de ses inconvénients, 1901.

CHAPUT. — *Gazette des hôpitaux*. Pylorectomie faite à la rachicocaïnisation, juillet 1901.

LEGUEU. — *Presse médicale*. Deux cas de mort immédiate par la rachicocaïnisation, novembre 1901.

CHAPUT. — *Presse médicale*. Anesthésie générale ou très étendue par la rachicocaïnisation, novembre 1901.

GUINARD. — *Gazette des hôpitaux*. Notes sur la rachicocaïnisation, novembre 1901.

PÉDEPRADE. — L'analgésie par injection de cocaïne sous-arachnoïdienne lombaire en chirurgie, 1901.

CHAPUT. — *Presse médicale*. Indications respectives de la cocaïne locale, de la rachicocaïnisation et de l'anesthésie générale, 1902.

GUINARD, RAVAUT ET AUBOURG. — *Presse médicale*. Nouvelle solution de cocaïne pour rachicocaïnisation, 1902.

TUFFIER. — *Presse médicale*. Technique actuelle de rachicocaïnisation, 1902.

LE FILLIATRE. — Statistique de rachicocaïnisations. Infirmerie centrale des prisons, mai 1902.

BRIBON. — Thèse. Rachicocaïnisation, 1903.

ROMME. — *Presse médicale*. Adrénaline dans cocaïnisation de la moelle épinière, 1903.

LE FILLIATRE. — Clinique générale. Nouveau procédé de rachicocaïnisation de chirurgie, mars 1904.

TUFFIER. — *Presse médicale*. Rachicocaïnisation, 1904.

AUBOURG. — Thèse. Rachicocaïnisation, 1904.

WALTHER. — Société de chirurgie. Paraplégie consécutive à la rachicocaïnisation, 1905.

PRELEITNER. — Société império-royale des médecins de Vienne. Rachicocaïnisation chez les enfants, 23 juin 1905.

SILBERMARK. — Congrès des sociétés allemandes de chirurgie. 300 cas de rachicocaïnisation, avril 1906.

LE FILLIATRE. — *Bulletin de la Société médicale des Praticiens*. Nouvelle technique de rachicocaïnisation, mai 1905.

— *Bulletin et mémoires de la Société médicale du IXe arrondissement*. Nouvelle technique de rachicocaïnisation, juillet 1905.

LE FILLIATRE. — Société médicale du IXe arrondissement. De l'innocuité absolue de la rachicocaïnisation par la ponction lombaire, juillet 1906.

— Société médicale du IXe arrondissement. Accidents et inconvénients de la rachistovaïne, mars 1907.

— Société médicale du IXe arrondissement. Arthrotomie avec suture du muscle couturier. Anesthésie par rachicocaïne. Guérison, 14 novembre 1907.

— Société médicale du IXe arrondissement. Ostéosarcome du fémur. Désarticulation de la hanche. Anesthésie par rachicocaïne. Guérison, 14 novembre 1907.

— Société médicale du IXe arrondissement. Volumineux kyste abdominal. Marsupialisation. Anesthésie par la rachicocaïne. Guérison, 14 novembre 1907.

— Société médicale du IXe arrondissement. Kyste dermoïde de l'ovaire chez une fillette de 10 ans. Laparotomie sous-rachicocaïne. Guérison, 14 novembre 1907

— Société médicale des Praticiens. Hystrectomies totales abdominales avec analgésie par rachicocaïnisation, octobre 1907.

— Société médicale du IXe arrondissement. Opération de grande chirurgie avec anesthésie par rachicocaïne suivant notre technique, novembre 1907.

— Société médicale du IXe arrondissement. Rachicocaïnisation, 9 avril 1908.

— XVIe Congrès international de médecine, Buda-Pest. Rachianesthésie, septembre 1909.

*Journal médical français.* Rachianalgésie-statistique, décembre 1909.

JONNESCO. — *Presse médicale.* Rachianesthésie générale, octobre 1909.

LE FILLIATRE. — Société de l'Internat. A propos de la rachicocaïnisation. Remarques anatomiques sur région et canal lombo-sacré. Technique et avantages, janvier 1911.

LE FILLIATRE ET DERANCOURT. — Société médicale des Praticiens. Amputation de cuisse faite à la rachicocaïnisation, pour ostéo-arthrite bacillaire du genou chez un homme très cachectique, 15 avril 1911.

MAYENNE, IMPRIMERIE CHARLES COLIN

www.ingramcontent.com/pod-product-compliance
Lightning Source LLC
LaVergne TN
LVHW021521140926
848035LV00047B/1149
*9782014021042*